泌尿器科癌取扱い規約

抜粋

日本泌尿器科学会 編

金原出版株式会社

本書は下記の癌取扱い規約から抜粋・編集したものです。
- ◎前立腺癌取扱い規約
    2010 年 12 月（第 4 版）
    日本泌尿器科学会・日本病理学会・日本医学放射線学会編
- ◎腎癌取扱い規約
    2011 年 4 月（第 4 版）
    日本泌尿器科学会・日本病理学会・日本医学放射線学会編
- ◎腎盂・尿管・膀胱癌取扱い規約
    2011 年 4 月（第 1 版）
    日本泌尿器科学会・日本病理学会・日本医学放射線学会編
- ◎精巣腫瘍取扱い規約
    2005 年 3 月（第 3 版）
    日本泌尿器科学会・日本病理学会編

取扱い規約作成委員一覧

◆前立腺癌取扱い規約作成委員会(第4版)

【日本泌尿器科学会】

委員長	荒井　陽一	
副委員長	鈴木　和浩	
委員	内藤　誠二	石戸谷滋人
	市川　智彦	頴川　　晋
	賀本　敏行	窪田　吉信
	久米　春喜	黒岩顕太郎
	齋藤　英郎	武中　　篤
	舛森　直哉	三木　恒治

【日本病理学会】

委員長	坂本　穰彦	
委員	小山　徹也	小西　　登
	白石　泰三	鷹橋　浩幸
	寺戸　雄一	

【日本医学放射線学会】

委員	杉村　和朗	高橋　　哲
	三橋　紀夫	

◆腎癌取扱い規約作成委員会（第 4 版）

【日本泌尿器科学会】

委員長	大園 誠一郎		
副委員長	大家 基嗣		
委員	内藤 誠二	赤座 英之
	五十嵐 辰男	植村 天受
	江藤 正俊	筧 善行
	斎藤 誠一	篠原 信雄
	杉山 貴之	高山 達也
	冨田 善彦	

【日本病理学会】

委員長	松嵜 理		
委員	黒田 直人	長嶋 洋治

【日本医学放射線学会】

委員長	山下 康行
委員	陣崎 雅弘

◆腎盂・尿管・膀胱癌取扱い規約作成委員会(第1版)

【日本泌尿器科学会】

委員長	小川　修	
副委員長	原　勲	
委員	内藤　誠二	金山　博臣
	兼松　明弘	近藤　恒徳
	高橋　悟	中川　昌之
	西山　博之	野々村祝夫
	羽渕　友則	平尾　佳彦
	堀江　重郎	横溝　晃

【日本病理学会】

委員長	森永正二郎	
委員	金城　満	都築　豊徳
	村田　晋一	

【日本医学放射線学会】

委員長	山下　康行
委員	鳴海　善文

◆精巣腫瘍取扱い規約作成委員会(第3版)

【日本泌尿器科学会】

委員長	三木　恒治			
委員	守殿　貞夫		村井　　勝	
	赤座　英之		荒井　陽一	
	小川　　修		大島　伸一	
	香川　　征		北村　唯一	
	窪田　吉信		公文　裕巳	
	塚本　泰司		内藤　克輔	
	内藤　誠二		並木　幹夫	
	野々村克也		平尾　佳彦	
	藤岡　知昭		藤元　博行	
事務	水谷　陽一		野々村祝夫	
顧問	垣添　忠生		吉田　　修	

【日本病理学会】

委員長	森永正二郎
委員	田中　祐吉

目 次

前立腺癌取扱い規約 第4版（2010年）抜粋

- 対象患者に関する規約 … 2
- いわゆる前立腺"被膜"の取扱いについて … 2

臨床的事項 … 3
- 腫瘍マーカー：前立腺特異抗原（PSA） … 3
  - 名称 … 3
  - 血中PSA測定法 … 4
  - PSA記載法 … 4
  - 血中PSA値に影響を与える薬剤とPSA値の取扱い … 5
  - PSA関連マーカーの記載法 … 6
- 身体所見記載法 … 9
  - 一般身体所見 … 9
  - 直腸内触診（DRE）所見記載法 … 10
- 所属リンパ節転移所見記載法 … 11
  - リンパ節の分類について … 11
  - 診断法 … 11
  - 所見記載法 … 12
- 骨転移所見記載法 … 12
  - 診断 … 12
  - 転移の部位 … 12
  - 骨転移の広がり … 13
- 生検に関する記載法 … 16
  - 針生検標本 … 16
  - 経尿道的切除標本 … 18

📁 TNM 分類	18
📁 運用の原則	18
📁 TNM 臨床分類	19
📁 pTNM 病理学的分類	21
📁 Jewett Staging System	21
📁 リスク評価	23
📁 リスク分類	23
📁 ノモグラムによる評価	25

病理学的事項 ……………………………………… 29

📁 組織学的分類	29
📁 Gleason 分類	30
📁 Gleason 分類の基本的事項	30
📁 Gleason パターンの定義	31
📁 Gleason スコアの評価に関する特殊な取扱い	34
📁 Gleason スコアの群化と臨床的重要性	36
📁 報告事項	37
📁 前立腺全摘除術の所見記載事項	37

治療効果判定基準 ……………………………………… 42

📁 治療効果判定基準	42
📁 治療前評価	42
📁 治療後評価,治療効果の判定	43
📁 前立腺癌治療の転帰記載法	49
📁 無効,再燃,抵抗,不応	49
📁 再発	50

腎癌取扱い規約 第4版 (2011年) 抜粋

■ 対象	54

臨床的事項 …… 55
- ■ 画像診断 … 55
  - ■ コンピュータ断層撮影（CT） … 55
  - ■ 補足　Bosniak 分類 … 63
- ■ TNM 分類 … 65
  - ■ 進展度 … 65
  - ■ Stage 病期分類 … 67
- ■ 転移性腎癌患者のリスク分類 … 71
  - ■ MSKCC criteria … 71

病理学的事項 …… 72
- ■ 組織学的分類 … 72
  - ■ 腎細胞癌：Renal cell carcinomas … 73
  - ■ 良性腫瘍 … 79
- ■ 組織学的異型度 … 83
  - ■ 3 段階方式（日本規約） … 83
  - ■ 4 段階方式（Fuhrman 分類） … 84
- ■ 組織学的浸潤増殖様式 … 85
- ■ 病理組織学的 TNM 分類 … 87

腎盂・尿管・膀胱癌取扱い規約 第1版(2011年) 抜粋

- 対象　92

臨床的事項　93
- 内視鏡的所見　93
  - 内視鏡の方法・経路　93
  - 腫瘍の形態　93
- 所属リンパ節転移所見記載法　96
  - 診断法　96
  - 所見記載法　96
- TNM分類（腎盂・尿管癌）　101
  - 分類規約　101
  - 所属リンパ節　101
  - TNM臨床分類　102
  - TNM臨床病期分類　104
- TNM分類（膀胱癌）　104
  - 分類規約　105
  - 所属リンパ節　105
  - TNM臨床分類　106
  - TNM臨床病期分類　109
  - リスク評価　109

病理学的事項　111
- 全摘標本の切り開き方　111
  - 腎臓・尿管　111
  - 膀胱　112
- 腫瘍の肉眼分類　112
- 組織学的分類　114

- 尿路上皮系腫瘍：Urothelial tumors　114
- 扁平上皮系腫瘍：Squamous tumors　116
- 腺系腫瘍：Glandular tumors　116
- 尿膜管に関連する腫瘍　116
- 神経内分泌腫瘍：Neuroendocrine tumors　116
- 未分化癌：Undifferentiated carcinoma　117
- 色素性腫瘍：Melanocytic tumors　117
- 間葉系腫瘍：Mesenchymal tumors　117
- リンパ造血器系腫瘍：Hematopoietic and lymphoid tumors　117
- そのほかの腫瘍：Miscellaneous tumors　117
- 転移性腫瘍および他臓器からの浸潤腫瘍：Metastatic tumors and tumors extending from other organs　118
- 異常上皮ないし腫瘍様病変：Tumor-like lesions　118
- 参考　低悪性度乳頭状尿路上皮腫瘍 (PUN-LMP)　119

組織学的異型度　120
- 参考　組織学的異型度（旧規約分類）　122

組織学的深達度＝pT 分類　124
- 腎盂・尿管癌の pT 分類　125
- 膀胱癌の pT 分類　125
- 参考　尿道癌，前立腺部の尿路上皮（移行上皮）癌の pT 分類　128

切除標本断端の評価　129
- 左右尿管断端　129
- 尿道断端　129
- 剥離面断端　130

精巣腫瘍取扱い規約 第3版 (2005年) 抜粋

■ 対象	132

臨床的事項 ………………………………… 133
■ 生化学的検査	133
■ 必須項目（腫瘍マーカー：AFP, hCG)	133
■ LDH について	137
■ 腫瘍マーカーによる精巣腫瘍の診断意義	138
■ 画像診断	141
■ 腹部大動脈リンパ節図	141
■ TNM 分類	142
■ 分類規約	142
■ 所属リンパ節	143
■ TNM 臨床分類	144
■ TNM 臨床病期分類	147
■ 日本泌尿器科学会病期分類	148
■ IGCC 分類	149
■ 化学療法	151
■ よく使用される多剤併用療法	151

病理学的事項 ………………………………… 152
■ 組織学的分類	152
■ 胚細胞腫瘍	152
■ 組織分類の説明	153
■ 胚細胞腫瘍	153
■ pTNM 病理組織学的分類	163
■ 付：EGCT の診断	164

資料

- 治療前評価基準　168
  - 受診時の一般全身状態
    (Performance Status ; PS)　168
  - ASA(米国麻酔科学会)スコア　169
  - Charlson Comorbidity Index　170
- 治療効果判定基準　171
  - RECIST 評価法 (v1.1)　171
- 有害事象記載法　191
  - 有害事象の定義　191
  - 有害事象の判定基準
    (CTCAE, Clavien 分類)　193
  - 有害事象共通用語規準 v4.0 日本語訳
    JCOG 版(抜粋)　196
    - 血液およびリンパ系障害　196
    - 胃腸障害　197
    - 全身障害および投与局所様態　200
    - 免疫系障害　202
    - 感染症および寄生虫症　203
    - 傷害, 中毒および処置合併症　206
    - 臨床検査　211
    - 代謝および栄養障害　214
    - 腎および尿路障害　217
    - 生殖系および乳房障害　221

あとがき　225

xiii

前立腺癌取扱い規約

【第4版】

2010年 12月

抜粋

前立腺癌取扱い規約

対象患者に関する規約

　本規約は原発性前立腺癌を対象とする。前立腺肉腫，転移性前立腺癌症例なども，その臨床所見，病期などに関しては本規約に準じて判定，記載する。

　対象となる患者は病理組織学的検査で，明らかに癌とされたものでなくてはならない。病理組織学的検査とは，前立腺全摘除術，前立腺被膜下摘除術，TUR-P，針生検など直接前立腺組織より採取された標本より診断されたことを意味する。穿刺吸引細胞診の場合もこれに該当する。

　そのほか，触診上前立腺癌が疑われるが病理組織学的検査で癌が証明されない症例，リンパ節の生検またはほかの転移巣の病理組織学的検査で前立腺癌が疑われる症例，剖検で前立腺癌と診断され臨床所見のはっきりしない症例，などについても，当規約に基づいて記載しておくことが望ましい。

いわゆる前立腺"被膜"の取扱いについて

　前立腺には真の被膜が存在しないが，密な平滑筋線維により囲まれている。この構造は超音波断層像やMRIなどの画像診断で前立腺を取り囲む線状構造として認められ，前立腺外への癌の浸潤を評価する有用なメルクマールとなっている。臨床的事項では従来通り，便宜上これを"被膜"とよび，"被膜外浸潤"という表現を用いている。一方，病理組織学的には厳密な意味で被膜を同定することが困難である。病理学的事項では，癌の浸潤進展度の表記に，従来の被膜外浸潤（cap）にかわって前立腺外進展（EPE）を導入した。

臨床的事項

腫瘍マーカー：前立腺特異抗原（PSA）

前立腺特異抗原（prostate specific antigen；PSA）は，プロテアーゼ活性を有するkallikreinファミリーに属するhuman glandular kallikrein 3（hk3）で，分子量約34,000の糖蛋白であり，アンドロゲンの標的分子である。PSAは一部他臓器でも産生されるが，ほかの腫瘍マーカーと比較して組織特異性が高い。

名称

前立腺特異抗原の略称はPSAとする。

1. **総PSA（total PSA）**：単にPSAと記載した場合はtotal PSAを指す。
2. **遊離型PSA（free PSA）**：結合型でない遊離型のPSA。主に前立腺肥大症組織から産生されるBPSA，PSAの前駆体のproPSA，酵素活性が欠如したintact PSAがある。
3. **結合型PSA（complexed PSA）**：protease inhibitorと複合体を形成したPSAの総称であるが，一般的には臨床的に測定可能なα_1-antichymotrypsinとの結合型PSA（PSA-ACT）を指す。

前立腺癌取扱い規約

血中 PSA 測定法

1) 血中 PSA（total PSA）の測定には多くの方法が用いられており，free PSA と PSA-ACT に対して等モル反応性を示す測定法を用いる。測定キット間較差の主要因は，遊離型（free PSA）と結合型（PSA-ACT）に対する免疫反応性の違い，標準物質の値付けの違いなどにある。等モル反応性を示し標準物質の値付けに問題がない測定法であれば，測定キット間較差は少なく診断学上の問題はほとんどないが，非等モル反応性キットによる測定値はファクター換算が困難である。

遊離型 PSA と PSA-ACT 測定に際しては，採血後の不安定性の問題から，3 時間以内に血清分離し，分離された血清は 24 時間以内に測定を行い，24 時間以内に測定できないときは凍結保存することが望ましい。

2) 血中 PSA 値には直腸内触診，経直腸的超音波断層法，導尿・膀胱ファイバースコープなどの経尿道的操作，尿閉，前立腺炎，射精などの臨床的因子が影響するので，測定時に注意を要する。
3) free PSA および PSA-ACT は必要に応じて診断時に PSA 値と併せて測定され，高感度 PSA は前立腺癌の根治療法後の効果判定や再発の早期診断を目的に測定される。

PSA 記載法

測定法（キット名）を明記する。診断時・経過観察時の PSA は同一測定法で測定されることが望ましい。

前立腺癌取扱い規約

測定法を変更した場合，等モル反応性を示す測定法間であれば換算値の記載は可能であるが，換算前後の測定値とキット名の記載が推奨される。

【診断時評価】
- 基準（域）値以内：4.0 ng/mL 以下，あるいは年齢階層別基準値
- 上昇：基準値上限をこえる値

なお，基準値上限から 10.0 ng/mL の範囲をグレーゾーンとよぶことがある。特異度が低い領域であるため，診断効率の向上のために PSA 関連マーカーを追加使用する意義がある。『前立腺癌取扱い規約第3版』で記載されていた軽度上昇，中等度上昇，高度上昇の基準であった 10.0 ng/mL，20.0 ng/mL は，治療前評価のリスク分類の際に重要である。

年齢階層別基準値の例として，64歳以下：0.0～3.0 ng/mL，65～69歳：0.0～3.5 ng/mL，70歳以上：0.0～4.0 ng/mL がある。

【経過観察時評価】
前立腺癌治療の転帰記載法（p49）を参照。

血中 PSA 値に影響を与える薬剤と PSA 値の取扱い

血液中の男性ホルモン値を変化させる薬剤や，前立腺組織内でアンドロゲンと作用する薬剤によって血中 PSA 値が変動する。5α還元酵素阻害剤として，前立腺肥大症に対して使用される dutasteride および男性型脱毛症に対して使用される finasteride, さらに，ステロイド性アンチアンドロゲンである酢酸クロールマジノンやアリルエストレノールは血中 PSA を約50％低下させる。PSA の診断時評価の際には留意す

ることが重要である。

PSA関連マーカーの記載法

PSAの診断効率向上や，癌の生物学的性質の予知などを目的にして，種々のPSA関連マーカーが用いられる。

1 PSA molecular form を用いたマーカー
free PSA, PSA-ACT, free/total PSA (f/t PSA, %f-PSA), free/complexed PSA など

2 PSAと前立腺volume index を用いたマーカー
PSA density(PSAD), PSAD of the transition zone (PSATZD), など

3 age-specific PSA：年齢階層別PSA

4 PSA kinetics
①PSA velocity (PSAV)：年較差PSA (ng/mL/year)

診断目的で6カ月～1年間隔でPSAを測定しての算出，癌の生物学的評価では診断前6カ月以内のPSA値を用いての算出が提唱されているが，いずれも確定的ではない。計算に用いるPSA値の測定点により，2点の場合PSAV (ng/mL/year)の算出は（PSA_t-PSA_{t-1})/測定間隔 (year)，3点の場合にはaverage PSAV ($PSAV_t+PSAV_{t-1}/2$)を算出する方法があり，3点以上の場合には回帰直線による算出法がある。

②PSA doubling time (PSADT)：PSA倍加時間
複数のPSA値からPSA値が倍になる時間を算出し，PSA監視療法の治療開始や予後予測の指標として，あるいは根治療法後の予後予測の指標に用い

前立腺癌取扱い規約

られる．算出にあたっては，測定開始点のPSA値，測定間隔などに留意する▶注1．

　なお，PSA kineticsを算出する際に，前立腺炎やそのほかの臨床的因子によるPSA値の突発的な変動が疑われる場合，3～4週間後に再度PSA値を測定し，外れ値と判断される値を除外する．

▶注1　PSA倍加時間（PSADT）

PSAが倍になる時間を複数のPSA値から算出する．例えば根治術後においては11.7カ月以上であれば局所再発を，逆に4.3カ月未満であれば遠隔転移を疑うなど，予後予測因子の一つとして注目されている．

【PSADT測定方法】「倍加時間」の基本的考え方は，腫瘍が指数関数的に増殖すると仮定して，その値をPSAの絶対値に反映するであろうというものである．したがって，測定開始時からの時間（期間）をx軸に，その時のPSA値をy軸にプロットした散布図に，底が2の指数曲線を回帰することになる．

すなわち，倍加時間をtとすると，

$$y = k2^{x/t}$$

の指数曲線上にのることになり，そこにある「時間—PSA」の分布が，底が2の指数曲線のどの部分に近似できるかということになる．しかし指数曲線を回帰することは困難であるので，そこで対数変換を用いる．

この$y = k2^{x/t}$の両辺の底2の対数をとると，

$$log_2 y = log_2 k2^{x/t} = k + log_2 2^{x/t} = k + x/t$$

となり，この散布図について，最小二乗法で回

前立腺癌取扱い規約

帰直線をひくと，その直線の傾きが $1/t$ になるので，この直線の傾きの逆数が「倍加時間」ということになる。

【PSADT測定の留意点】　PSADTの測定においていくつかの注意点があり，文献的に最もよく引用されている測定方法はD'Amicoらのもので，「最低でも3ポイントあり，開始点のPSA値は0.2 ng/mL以上で，PSA測定間隔は最低でも3ヵ月以上あけ，開始点以後のPSAの上昇幅が0.2 ng/mL以上あること」というものである。

【"外れ値"の取り扱い】　その定義が存在しないことから，PSA値をプロットした「散布図」をながめて判断するしか方法がないと考えられる。特にPSAバウンスと判断された場合には，その後の値から判断して除外すべき値を選択する必要がある。ただし，基本的にはある一定期間に測定したものはそれらをすべて計算に用いるべきで，特別な値だけを選ぶという方法はとるべきではないとされる[1]。

また，Arlenらは以下のように推奨している[2]。

1. 同じ方法で測定された0.2 ng/mL以上の測定値を用いる。
2. 最短で直近3ヵ月以上，最長で12ヵ月以内に測定された全ての値を用いる。(その時の腫瘍のactivityを反映していると考えられるため)。
3. 最低でも測定間隔は4週間以上で，3回以上の測定値を用いる。
4. 放射線療法後の症例や，全摘術後にPSAが検出限界以下まで低下しなかった症例

臨床的事項

は，測定値から PSA nadir 値を差し引いてから計算することも考える。
5. ホルモン療法後のテストステロン再上昇時には測定しない。また放射線療法後の PSA バウンスと考えられる測定値は除外する。

【文献】

1) Eastham JA：Prostate-specific antigen doubling time as a prognostic marker in prostate cancer. Nat Clin Pract Urol 2：482-491, 2005.
2) Arlen PM, et al：Prostate Specific Antigen Working Group Guidelines on Prostate Specific Antigen Doubling Time. J Urol 179：2181-2185, 2008.

身体所見記載法

一般身体所見

1. **身長**
2. **体重**
3. **BMI**：BMI＝体重 kg/(身長 m)^2 で計算する。
4. **体温**：測定した部位についても記載する。
5. **血圧**：収縮期血圧と拡張期血圧の双方を記載する。
6. **リンパ節腫大の有無**：ある場合は大きさと部位を記載する。
7. **腹部腫瘤の有無**：腹部腫瘤を触知する場合は部位，大きさ，表面の性状，硬度，圧痛，可動性につき記載する。

前立腺癌取扱い規約

8 ▎**腎臓**：双手診にて行う。触知の有無，腫大の有無，腫瘤の触知の有無，表面の性状，硬さ，圧痛および叩打痛の有無などにつき記載する。

9 ▎**そのほか**：異常所見があれば具体的に記載する。

直腸内触診（digital rectal examination；DRE）所見記載法

【描記法の例】

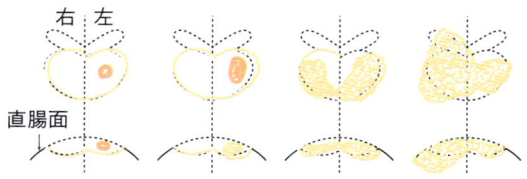

前立腺触診所見の記載とT分類

触診所見に客観性を持たせる目的で，所見を 1）前立腺全体の大きさ，2）前立腺全体内に占める腫瘍部分の大きさ，3）直腸面の性状，4）腫瘍部分の硬さ，5）精嚢浸潤の有無，に分けて記載する。

本取扱い規約は前立腺癌患者の臨床所見を一定の基準のもとに記載するのが目的である。現在，原発腫瘍（T），リンパ節転移（N）ならびに遠隔転移（M）の所見を総合して前立腺癌の臨床病態像を明示するためにTNM分類（UICC）が用いられている。

所属リンパ節転移所見記載法

リンパ節の分類について

前立腺,膀胱のリンパ節分類(『日本癌治療学会・癌規約総論』金原出版,1991)にしたがって分類する。前立腺癌の所属リンパ節は閉鎖リンパ節,内腸骨リンパ節,外腸骨リンパ節とする(下図に赤字で表記)。

401　鼠径リンパ節	410　閉鎖リンパ節
a．浅鼠径	411　内腸骨リンパ節
b．深鼠径	412　正中仙骨リンパ節
403　外腸骨リンパ節	413　総腸骨リンパ節
404　膀胱傍リンパ節	

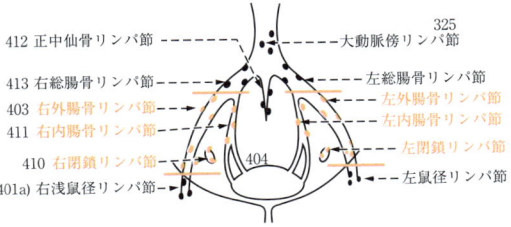

所属リンパ節とは総腸骨動脈分岐以下の骨盤内リンパ節を指す。内腸骨リンパ節,外腸骨リンパ節,閉鎖リンパ節がこれに該当する。
遠位リンパ節とは鼠径リンパ節,総腸骨リンパ節,正中仙骨リンパ節,大動脈傍リンパ節の各リンパ節を意味する。

診断法

1. **画像によるもの**:CT,MRI,超音波断層法などの診断方法を記載する。

2. **進展度判定手術（staging operation）**：限局骨盤リンパ節郭清術（閉鎖リンパ節，外腸骨リンパ節，内腸骨リンパ節）か広汎骨盤リンパ節郭清術（閉鎖リンパ節，外腸骨リンパ節，内腸骨リンパ節，総腸骨リンパ節，正中仙骨リンパ節）かを記載する。

所見記載法

可能な限り部位，数，大きさを記載する。

骨転移所見記載法

前立腺癌は骨に転移しやすい特徴があることから骨転移の有無，部位を検索する目的で，骨単純X線撮影，骨シンチグラフィー，CTおよびMRIなどが行われる。

診断

診断に用いた方法（機種）も記載する。
1. 転移なし
2. 転移が疑われる
3. 明らかな転移が認められる

転移の部位

1. **頭頸部**……頭蓋骨，頸椎など
2. **胸　部**……胸椎，胸骨，肋骨，鎖骨，肩甲骨
3. **腹部骨盤**……腰椎，腸骨，坐骨，恥骨，仙骨，尾骨
4. **四肢骨**……大腿骨，上腕骨，脛骨，腓骨，尺骨，

前立腺癌取扱い規約

橈骨など

骨転移の広がり

骨シンチグラフィーによる診断では，骨転移の広がり（extent of disease on bone scan；EOD）をSolowayらの分類に基づいて5段階に表示する[1]（図1〜5）。

骨シンチグラフィーの所見よりEODを5段階に表示する。

- 0…正常あるいは良性骨病変による異常。
- 1…骨転移部位が6カ所未満。ただし，各々の転移部位のサイズは椎体半分以下とし，それ以上の大きさの転移では椎体半分のサイズを1単位として算定する。たとえば，1椎体分の大きさであれば2カ所に相当する。また腸骨などに3椎体分に相当するサイズの転移があれば6カ所と算定する。
- 2…骨転移部位が6〜20カ所（病変数は上記に基づいて算定する）。
- 3…骨転移部位が20カ所をこえる場合。ただし"super scan"ではないもの。
- 4…super scanあるいはそれに同等の場合。すなわち，肋骨，椎骨，骨盤骨の75％をこえるもの。

前立腺癌取扱い規約

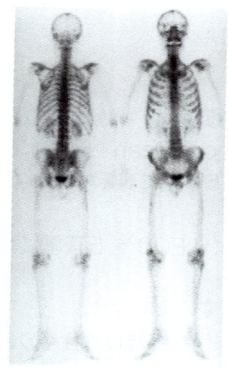

図1　EOD 0
骨シンチグラフィーで異常集積を認めない。

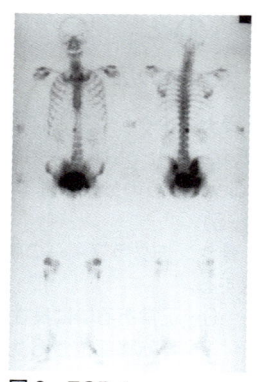

図2　EOD 1
骨転移部位が6カ所未満。

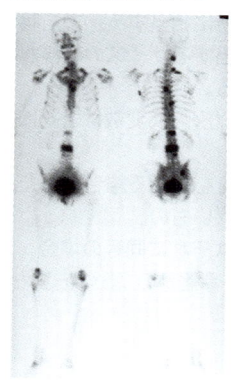

図3　EOD 2
骨転移部位が6から20カ所以内。

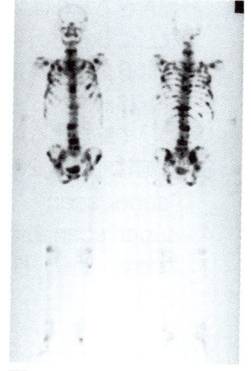

図4　EOD 3
骨転移部位が20カ所をこえるが，super scanではない。

前立腺癌取扱い規約

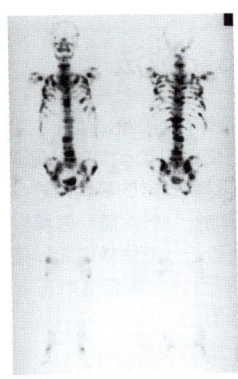

図5 EOD 4
super scan, あるいはそれに同等。

【文献】

1) Soloway MS, et al：Stratification of patients with metastatic prostate cancer based on extent of disease on initial bone scan. Cancer 61：195-202, 1988.

生検に関する記載法

前立腺癌の確定診断は病理組織学的診断による。組織の採取法について以下のように明記する。なお病理組織学的所見の記載法については病理学的事項に述べる。生検の実施にあたっては年齢，PSA値，直腸診（DRE）所見などを組み合わせることで生検における癌の検出率が予測可能なノモグラムが報告されており，生検実施の決定に有用である。

針生検標本

経直腸的超音波（TRUS）ガイド下生検を原則とする。アプローチは経直腸的，経会陰的アプローチのいずれか，または組み合わせても構わない。最低6カ所（左右各3カ所）の系統的生検を行うが，癌検出率の向上のためには6カ所以上の生検が望ましい。10～12カ所以上より採取するextended biopsy，20カ所以上より採取するsaturation biopsyが提唱されている。前立腺尖部（特に尿道より前部）は癌の検出率が高いとされており，この部位からの採取標本を含むことが望ましい。またTRUSまたはDREにおける異常所見部の追加の狙撃（site-directed）生検も考慮してよい。一方，臨床所見で癌の存在が明らかである場合（PSA超高値など）は多カ所生検にこだわる必要はなく，6カ所未満（TRUSガイド下）の生検でも構わない。

採取組織には順次番号を付けて生検部位を明示し，採取部位ごとに別々の容器に分けて提出することが望

前立腺癌取扱い規約

ましい。また，採取組織はインクなどで遠位端と近位端の判別ができるようにすることが望ましい。

1 経直腸生検の記載例

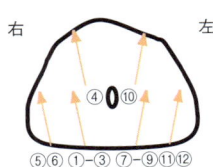

① 尖部　　　　⑦ 尖部
② 中部　　　　⑧ 中部
③ 底部　　　　⑨ 底部
④ 尖部　　　　⑩ 尖部
　（前部外側）　　（前部外側）
⑤ 中部（外側）　⑪ 中部（外側）
⑥ 底部（外側）　⑫ 底部（外側）

2 経会陰生検の記載例

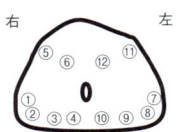
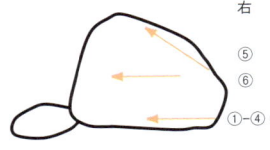

① 辺縁領域（外側）⑦ 辺縁領域（外側）
② 辺縁領域（外側）⑧ 辺縁領域（外側）
③ 辺縁領域　　　⑨ 辺縁領域
④ 辺縁領域　　　⑩ 辺縁領域
⑤ 辺縁領域　　　⑪ 辺縁領域
　（前部外側）　　　（前部外側）
⑥ 移行領域　　　⑫ 移行領域

前立腺癌取扱い規約

経尿道的切除標本

　経尿道的に前立腺の生検を行うことはまれであるが，施行する際は採取部位（左葉/右葉/中葉，尖部側/底部側）とチップ数の記載が望ましい。

　原則としてTNM悪性腫瘍の分類改訂第7版（2009年）を用いる。本邦における運用に関して解説を加える。また，臨床病期分類として従来から用いられているJewett Staging Systemについても掲載する。

TNM分類 [1, 2]

運用の原則

　本分類は前立腺腺癌にのみ適用する。前立腺移行上皮癌は尿道腫瘍に分類する。

　以下はT，N，M各カテゴリー評価のための診断法である▶注1。

　　Tカテゴリー…身体的検査，画像診断，内視鏡検査，
　　　　　　　　生検，生化学的検査
　　Nカテゴリー…身体的検査，画像診断
　　Mカテゴリー…身体的検査，画像診断，骨病変検査，
　　　　　　　　生化学的検査

▶注1　上記の項目は，必ずしもこれらの評価法すべてを用いるべき，というものではない。したがって，運用により同じカテゴリーでも患者背景が異なる可能性がある。例えば，Tカテゴリーが直腸診のみで決定されたのか，あるいはMRI

前立腺癌取扱い規約

などの画像診断も加味されたのか,などである。また,現状ではTカテゴリー決定の際,生検病理所見は考慮しないという解釈が一般的である。TNM分類,特にTカテゴリーを公表する際,評価に用いた診断ツールを付記することが望ましい。

TNM 臨床分類

T-原発腫瘍

- TX　原発腫瘍の評価が不可能
- T0　原発腫瘍を認めない
- T1　触知不能,または画像診断不可能な臨床的に明らかでない腫瘍
    - T1a　組織学的に切除組織の5%以下の偶発的に発見される腫瘍
    - T1b　組織学的に切除組織の5%をこえる偶発的に発見される腫瘍
    - T1c　前立腺特異抗原（PSA）の上昇などのため,針生検により確認される腫瘍
- T2　前立腺に限局する腫瘍 ▶注2
    - T2a　片葉の1/2以内の進展
    - T2b　片葉の1/2をこえ広がるが,両葉には及ばない
    - T2c　両葉への進展
- T3　前立腺被膜をこえて進展する腫瘍 ▶注3
    - T3a　被膜外へ進展する腫瘍（一側性,または両側性）,顕微鏡的な膀胱頸部への浸潤を含む
    - T3b　精嚢に浸潤する腫瘍

前立腺癌取扱い規約

T4 精囊以外の隣接組織（外括約筋，直腸，挙筋，および/または骨盤壁）に固定，または浸潤する腫瘍

▶注2 針生検により片葉，または両葉に発見されるが，触知不能，また画像では診断できない腫瘍はT1cに分類される。

▶注3 前立腺尖部，または前立腺被膜内への浸潤（ただし，被膜をこえない）はT3ではなく，T2に分類する。
　・尖部には被膜が存在しないので，この部位に腫瘍が存在する場合，T2に分類される。もちろん尖部をこえればT3あるいはT4となるが，その判定は慎重に行う必要がある。
　・隣接臓器である膀胱頸部浸潤はT4であるが，顕微鏡的浸潤はT3aに分類される。

N-所属リンパ節 [注4]

NX　所属リンパ節転移の評価が不可能
N0　所属リンパ節転移なし
N1　所属リンパ節転移あり

▶注4 所属リンパ節は本質的に総腸骨動脈の分岐部以下の小骨盤リンパ節である。同側か対側かはN分類に影響しない。

M-遠隔転移 [注5]

M0　遠隔転移なし
M1　遠隔転移あり
　　M1a　所属リンパ節以外のリンパ節転移
　　M1b　骨転移
　　M1c　リンパ節，骨以外の転移

▶注5 多発性転移の場合は，最進行分類を使用する。pM1c は最進行分類である。

pTNM 病理学的分類

pT，pN 各カテゴリーは T，N 各カテゴリーに準ずる。しかし，pT1 カテゴリーは最高位の pT カテゴリーを評価するだけの十分な組織が得られないので設けない。pM1 は遠隔転移と顕微鏡的に確認した場合に用いる。pM0 および pMX というカテゴリーは用いない（p40参照）。

【文献】
1) UICC 日本委員会 TNM 委員会：TNM 悪性腫瘍の分類日本語版第 7 版．金原出版，2010.
2) Sobin LH, et al：TNM Classification of Malignant Tumours 7th edition. Wiley-Blackwell, 2009.

Jewett Staging System[1]

ABCD 分類ともいう。本分類は多分に曖昧さを含んでおり，近年では本分類より TNM 分類が一般的に用いられる。

病期A　臨床的に前立腺癌と診断されず，良性前立腺手術において，たまたま組織学的に診断された前立腺に限局する癌（incidental carcinoma；偶発癌）

　A1：限局性の高分化型腺癌
　A2：中，あるいは低分化型腺癌，あるいは複数の病巣を前立腺内に認める

前立腺癌取扱い規約

病期B　前立腺に限局している腺癌
　　B0：触診では触れず，PSA高値にて精査され組織学的に診断
　　B1：片葉内の単発腫瘍
　　B2：片葉全体あるいは両葉に存在
病期C　前立腺周囲には留まっているが，前立腺被膜はこえているか，精囊に浸潤するもの
　　C1：臨床的に被膜外浸潤が診断されたもの
　　C2：膀胱頸部あるいは尿管の閉塞を来したもの
病期D　転移を有するもの
　　D0：臨床的には転移を認めないが，血清酸性ホスファターゼの持続的上昇を認める（転移の存在が強く疑われる）　▶注6
　　D1：所属リンパ節転移
　　D2：所属リンパ節以外のリンパ節転移，骨そのほか臓器への転移
　　D3：D2に対する適切な内分泌療法後の再燃
　▶注6　D0は一般に必ずしも受け入れられるものとはいいがたく，前立腺癌登録ではD0を省くこととする。

【文献】

1) Jewett HJ：The present status of radical prostatectomy for stage A and B prostatic cancer. Urol Clin North Am 2：105-124, 1975.

前立腺癌取扱い規約

リスク評価

リスク分類

　限局性前立腺癌では，最適な治療法選択のために個々の症例をリスクで分類することがよく行われる。また，治療法別に病理学的病期や予後を予測するツー

表　D'Amico リスク分類

Low risk group
　PSA ＜10 and GS ≦6 and T1-T2a
Intermediate risk group
　PSA 10.1-20.0 and/or GS 7 and/or T2b
High risk group
　PSA ＞20 or GS ≧8 or T2c

(D'Amico AV, et al：Biochemical outcome after radical prostatectomy, external beam radiation therapy, or interstitial radiation therapy for clinically localized prostate cancer, JAMA 280：969-74, 1998.)

表　NCCN リスク分類（v.3.2010）

Very low risk：
　T1c, GS≦6, PSA＜10 ng/mL, Fewer than 3 biopsy cores positive, ≦50% cancer in each core, PSAD＜0.15 ng/mL/g
Low risk：
　T1-T2a, GS≦6, PSA≦10 ng/mL
Intermediate risk
　T2b-T2c or GS 7 or PSA 10-20 ng/mL
High risk：
　T3a or GS 8-10 or PSA＞20 ng/mL
Locally advanced very high risk：
　T3b-4

(http://www.nccn.org/professionals/physician_gls/PDF/prostate.pdf)

前立腺癌取扱い規約

ルが多数提唱されている[1]。

多くのリスク分類が提唱されているが，PSA，Gleasonスコア，臨床病期の3つを組み合わせた分類が最もよく用いられる。代表的な分類にD'Amicoリスク分類，National Comprehensive Cancer Network (NCCN) リスク分類などがある。ただし，2005 International Society of Urological Pathology (ISUP) コンセンサスによるGleasonスコアを用いる場合，従来のGleasonスコアを用いた

表 日本版術前ノモグラム[4]

臨床病期 T1c

PSA (pathological stage)	6 or Less	7 (3 + 4)	7 (4 + 3)	8 or Greater
4.0 ng/ml or Less:*				
OCD	97 (87–100)	95 (90–99)	93 (85–99)	94 (85–99)
EPE	3 (0–6)	4 (0–10)	5 (0–12)	3 (0–9)
SVI	0 (0–1)	1 (0–4)	2 (0–7)	3 (0–11)
4.1–6.0 ng/ml:				
OCD	85 (80–90)	78 (72–83)	72 (64–80)	77 (68–85)
EPE	15 (10–19)	20 (15–26)	25 (17–32)	17 (11–24)
SVI	0 (0–1)	2 (0–4)	3 (1–6)	5 (1–12)
LNI	0 (0–0)	0 (0–1)	0 (0–1)	1 (0–2)
6.1–8.0 ng/ml:				
OCD	83 (78–89)	76 (69–83)	71 (62–79)	76 (68–84)
EPE	16 (11–22)	22 (16–29)	27 (19–36)	19 (13–26)
SVI	0 (0–0)	1 (0–2)	1 (0–4)	3 (0–7)
LNI	0 (0–0)	0 (0–1)	0 (0–3)	2 (0–5)
8.1–10.0 ng/ml:				
OCD	78 (71–85)	68 (59–76)	59 (50–70)	62 (51–73)
EPE	21 (14–28)	27 (19–35)	32 (22–41)	22 (14–29)
SVI	1 (0–2)	4 (2–7)	6 (2–12)	11 (4–21)
LNI	0 (0–1)	1 (0–3)	3 (1–6)	5 (1–14)
10.1 ng/ml or Greater:				
OCD	72 (66–79)	61 (53–68)	53 (45–61)	55 (46–64)
EPE	27 (20–33)	33 (26–41)	38 (30–45)	26 (19–34)
SVI	1 (0–2)	5 (2–8)	7 (3–12)	13 (7–21)
LNI	0 (0–1)	1 (0–3)	3 (1–5)	5 (2–10)

* No probability of LNI.

リスク評価と異なる可能性があり，注意が必要である[2]。

ノモグラムによる評価

前立腺全摘除術や放射線療法などでは病理学的病期やPSA再発などを予測する各種ノモグラムが開発され，治療法決定に利用されている。PSA，Gleasonスコア，臨床病期を組み合わせたノモグラムが一般的であるが，そのほかのパラメータも組み入れたノモグラムも提唱されている。ただし，欧米で開発されたノモ

臨床病期 T2a

PSA (pathological stage)	% Gleason Score (95% CI)			
	6 or Less	7 (3 + 4)	7 (4 + 3)	8 or Greater
4.0 ng/ml or Less:*				
OCD	96 (90–100)	92 (81–99)	89 (74–98)	88 (73–99)
EPE	4 (0–10)	6 (0–14)	7 (0–8)	5 (0–12)
SVI	0 (0–2)	2 (0–10)	4 (0–16)	7 (0–23)
4.1–6.0 ng/ml:				
OCD	78 (70–85)	68 (58–77)	61 (49–72)	64 (52–77)
EPE	21 (14–29)	28 (19–37)	32 (23–43)	22 (14–33)
SVI	1 (0–2)	4 (1–10)	5 (1–12)	10 (2–21)
LNI	0 (0–1)	1 (0–3)	1 (0–6)	3 (0–10)
6.1–8.0 ng/ml:				
OCD	76 (67–84)	66 (55–76)	58 (45–70)	62 (48–74)
EPE	23 (15–33)	30 (21–41)	35 (23–47)	24 (15–36)
SVI	0 (0–1)	2 (0–6)	3 (0–7)	5 (0–12)
LNI	0 (0–2)	2 (0–6)	4 (0–15)	8 (0–24)
8.1–10.0 ng/ml:				
OCD	68 (58–79)	54 (41–65)	44 (33–56)	42 (30–55)
EPE	29 (20–40)	34 (23–45)	39 (26–51)	23 (15–34)
SVI	1 (0–4)	8 (2–15)	10 (4–20)	18 (7–29)
LNI	1 (0–5)	5 (1–12)	9 (2–21)	18 (6–34)
10.1 ng/ml or Greater:				
OCD	62 (51–71)	47 (36–57)	37 (28–48)	36 (27–47)
EPE	36 (26–47)	40 (30–51)	42 (31–52)	27 (18–37)
SVI	1 (0–5)	8 (3–18)	11 (5–21)	20 (10–30)
LNI	1 (0–5)	5 (1–11)	9 (2–20)	18 (8–29)

OCD：臓器限局癌，EPE：前立腺外進展，SVI：精嚢浸潤，LNI：リンパ節転移

前立腺癌取扱い規約

表 日本版術前ノモグラム（続き）[4]

臨床病期 T2b

PSA (pathological stage)	% Gleason Score (95% CI)			
	6 or Less	7 (3 + 4)	7 (4 + 3)	8 or Greater
4.0 ng/ml or Less:*				
OCD	91 (79–100)	85 (68–98)	81 (60–97)	82 (62–98)
EPE	8 (0–20)	12 (0–28)	15 (0–33)	10 (0–23)
SVI	0 (0–2)	3 (0–12)	5 (0–18)	8 (0–27)
4.1–6.0 ng/ml:				
OCD	63 (47–75)	51 (37–64)	44 (29–59)	50 (32–65)
EPE	37 (24–52)	45 (32–58)	50 (35–65)	38 (24–53)
SVI	1 (0–2)	4 (1–10)	5 (1–13)	10 (2–24)
LNI	0 (0–1)	0 (0–4)	1 (0–6)	3 (0–13)
6.1–8.0 ng/ml:				
OCD	60 (45–74)	49 (35–62)	41 (27–56)	47 (32–63)
EPE	40 (26–54)	48 (34–62)	53 (38–67)	40 (26–56)
SVI	0 (0–1)	2 (0–6)	3 (0–8)	5 (0–16)
LNI	0 (0–2)	2 (0–6)	3 (0–11)	7 (0–22)
8.1–10.0 ng/ml:				
OCD	51 (37–67)	38 (25–52)	30 (19–44)	31 (19–46)
EPE	47 (31–61)	52 (36–64)	54 (38–68)	37 (23–53)
SVI	1 (0–4)	7 (2–17)	9 (2–21)	17 (4–35)
LNI	1 (0–4)	4 (0–12)	7 (1–16)	15 (2–33)
10.1 ng/ml or Greater:				
OCD	43 (30–57)	31 (20–42)	24 (15–35)	26 (16–37)
EPE	54 (41–68)	58 (45–70)	59 (46–72)	41 (28–56)
SVI	1 (0–4)	7 (2–16)	10 (3–19)	18 (6–32)
LNI	1 (0–5)	4 (0–11)	7 (1–16)	14 (3–28)

* No probability of LNI.

グラムをそのまま本邦で利用できるかどうかについては必ずしも検証されていないので注意が必要である。

術前ノモグラムではPartinノモグラムが代表的なものである[3]。2008年に日本版術前ノモグラムが開発されており、参考として掲載する[4]。なお、日本版ノモグラムで用いられている臨床病期T2は直腸診所見によるものであり、画像診断は考慮されていない。またGleasonスコアはISUP2005コンセンサスによる分類が用いられている。

前立腺癌取扱い規約

臨床病期 T2c

PSA (pathological stage)	6 or Less	7 (3 + 4)	7 (4 + 3)	8 or Greater
4.0 ng/ml or Less:*				
OCD	96 (88–100)	92 (79–99)	88 (71–99)	87 (67–99)
EPE	4 (0–11)	6 (0–16)	7 (0–19)	5 (0–13)
SVI	0 (0–2)	3 (0–11)	4 (0–19)	8 (0–29)
4.1–6.0 ng/ml:				
OCD	78 (66–87)	68 (54–80)	60 (45–74)	63 (48–77)
EPE	21 (12–33)	27 (16–41)	32 (19–47)	22 (12–36)
SVI	1 (0–2)	4 (1–10)	6 (1–15)	11 (2–26)
LNI	0 (0–1)	1 (0–4)	2 (0–7)	3 (0–13)
6.1–8.0 ng/ml:				
OCD	76 (63–87)	66 (52–78)	58 (42–73)	61 (44–76)
EPE	23 (13–36)	30 (18–44)	34 (20–50)	24 (12–38)
SVI	0 (0–1)	2 (0–7)	3 (0–9)	6 (0–17)
LNI	1 (0–2)	2 (0–7)	5 (0–17)	10 (0–27)
8.1–10.0 ng/ml:				
OCD	68 (54–81)	53 (39–68)	42 (29–58)	39 (25–56)
EPE	29 (17–43)	33 (21–48)	35 (20–51)	21 (11–34)
SVI	1 (0–5)	8 (2–17)	11 (3–25)	19 (5–37)
LNI	1 (0–5)	6 (1–13)	11 (2–26)	20 (4–43)
10.1 ng/ml or Greater:				
OCD	62 (48–75)	46 (32–59)	36 (24–49)	34 (23–48)
EPE	35 (22–50)	39 (26–53)	40 (26–56)	25 (14–39)
SVI	2 (0–5)	9 (3–19)	12 (3–25)	21 (7–37)
LNI	2 (0–6)	6 (1–14)	11 (2–26)	20 (6–37)

OCD：臓器限局癌，EPE：前立腺外進展，SVI：精嚢浸潤，LNI：リンパ節転移

【文献】

1) Shariat SF, et al：An updated catalog of prostate cancer predictive tools. Cancer 113：3062-3066, 2008.
2) Kuroiwa K, et al：Impact of reporting rules of biopsy Gleason score for prostate cancer. J Clin Pathol 62（3）：260-263, 2009.
3) Makarov DV, et al：Updated nomogram to predict pathologic stage of prostate cancer given prostate-specific antigen level, clinical stage, and biopsy Gleason score（Partin tables）based on cases from 2000 to 2005. Urology 69：1095-1101, 2007.
4) Naito S, et al：Validation of Partin tables and development of a preoperative nomogram for Japanese patients with clinically localized prostate cancer using 2005 International Society of Urological Pathology consensus on Gleason grading：data from the Clinicopathological Research Group for Localized Prostate Cancer. J Urol 180：904-909, 2008.

前立腺癌取扱い規約

病理学的事項

組織学的分類

1 ▍悪性腫瘍　　　　　　　　　　　ICD-O code
　①腺癌　adenocarcinoma　　　　　8140/3
　②まれな腺癌　adenocarcinoma, rare type
　　ⅰ) 導管腺癌　ductal adenocarcinoma
　　　　　　　　　　　　　　　　　　8500/3
　　ⅱ) 粘液腺癌　mucinous adenocarcinoma
　　　　　　　　　　　　　　　　　　8480/3
　　ⅲ) 印環細胞癌　signet-ring cell carcinoma
　　　　　　　　　　　　　　　　　　8290/3
　③尿路上皮癌　urothelial carcinoma　8120/3
　④扁平上皮癌　squamous cell carcinoma
　　　　　　　　　　　　　　　　　　8070/3
　⑤腺扁平上皮癌　adenosquamous carcinoma
　　　　　　　　　　　　　　　　　　8560/3
　⑥基底細胞癌　basal cell carcinoma　8147/3
　⑦小細胞癌　small cell carcinoma　　8041/3
　⑧未分化癌　undifferentiated carcinoma
　　　　　　　　　　　　　　　　　　8020/3
　⑨そのほかの悪性腫瘍　other malignant tumors
　　ⅰ) 肉腫　sarcoma　　　　　　　　8800/3
　　ⅱ) 転移性腫瘍　metastatic tumor
　　ⅲ) 分類不能腫瘍　unclassified tumor
2 ▍境界病変および関連病変

前立腺癌取扱い規約

Gleason 分類

　Gleason 分類は，1966 年，Dr. Donald F. Gleason によって考案された前立腺癌のグレーディング法，つまり組織学的悪性度の指標であり，現在，国際的に最も広く使用されている。

　前立腺癌を組織学的形態と浸潤増殖様式から 1〜5 のパターンに分類したものをその基本とし，細胞異型は考慮しない。癌巣内の最も多いものを第 1 パターン，次いで多くみられるものを第 2 パターンとし，その合計によって Gleason スコアを算出する。

　本規約では，International Society of Urological Pathology (ISUP) のコンセンサスミーティングを経て改定された Gleason 分類 (ISUP2005)[1] を基本とし，一部修正を加えている。

　1〜5 の各カテゴリーに対してパターン，グレードという 2 つの用語が存在するが，本規約ではパターンという語で統一している。

Gleason 分類の基本的事項

　Gleason 分類による評価の際には以下の基本的事項に従う。

1) 癌の組織学的形態を 1〜5 のパターンに分類したものを基本とする。
2) 対物レンズは低倍率（4×あるいは 10×）を使用する。高倍率レンズ（40×）はパターンの決定には使用しない。

前立腺癌取扱い規約

3) 目測により，最も多いものを第1パターン次いで多くみられるものを第2パターンとする。第2パターンが5%以上あれば，第1パターンと第2パターンの和によりGleasonスコアを算出する。癌巣が1つのパターンのみからなる場合は第1パターンと第2パターンが同じとみなす。
   なお，第2パターンが5%未満の場合，3番目に多いパターン（第3パターン）が存在する場合は別途取り決めとする（後述）。
4) Gleasonスコアは，○＋△＝□の形式で記載する。
   例：「Gleason score 3＋4＝7」
5) 放射線や内分泌療法による影響を受けた癌に対しては原則として評価しない。ただし治療後の腫瘍がviableである場合は評価してもよい。

Gleasonパターンの定義

1～5の各Gleasonパターンは以下のように定義する。

1 Gleasonパターン1

均一，各々が独立した中型の腺管が密在し，明瞭な結節を形成するもの。

2 Gleasonパターン2

パターン1と同様の独立した中型腺管からなり，大部分で境界明瞭な結節を形成するもの。ただし，一部に最小限の浸潤傾向があってもよい。腺管密在性はパターン1より低く，腺管は軽度大小不同を示す。

前立腺癌取扱い規約

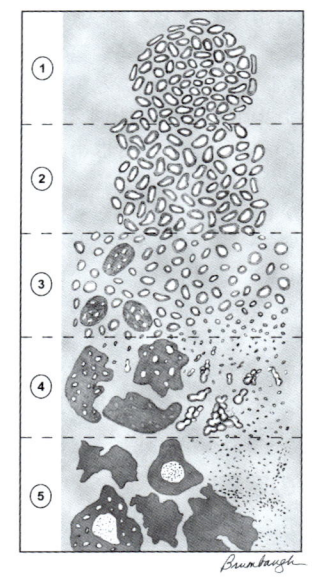

Gleason 分類図（ISUP 2005, 文献[1] より引用）

3 Gleason パターン 3 [注1]

パターン1, 2よりも小型, 明瞭な管腔を有する独立腺管よりなるもの。既存の非腫瘍性腺管の間に浸潤する。

> [注1] 腺管は中型〜大型でも, 境界明瞭な結節を形成しないものはパターン3とする。篩状腺管は小型で境界が完全に平滑なもののみここに含めるが, 極めてまれである。

4 Gleason パターン 4

以下の4型とする。

前立腺癌取扱い規約

①癒合腺管
②篩状腺管
③hypernephromatoid
④不明瞭な管腔形成

5 Gleason パターン 5 ▶注2

以下の 4 型とする。
①充実性増殖
②索状配列
③孤在性増殖
④面疱状壊死

周辺部のパターンを問わない。

> ▶注2　Gleason スコア 1+1=2 は全摘，TUR，針生検を含むすべての標本において極めてまれである。
> Gleason スコア 3 および 4 はまれに TUR や全摘標本でみられる。
> 針生検では Gleason スコア 2+2=4 は極めてまれである。

6 特殊な構造と取扱い

以下の物質，構造は除外し，腺管のパターンより評価する。
①空胞　vacuole
②粘液性線維増殖　mucinous fibroplasia

7 特殊型前立腺癌の取扱い

①導管腺癌　ductal adenocarcinoma
　Gleason スコアは 4+4=8 とする。
②粘液腺癌　mucinous adenocarcinoma
　腺管のパターンより評価する。
③小細胞癌　small cell carcinoma

Gleason スコアの評価に関する特殊な取扱い

【第 2 パターンが 5％未満の時】

1 針生検標本

①第 2 パターンが 5％未満で第 1 パターンよりも数値が小さい場合
　Gleason スコアから除外する。
　例：パターン 4 が 98％，パターン 3 が 2％の場合，パターン 3 の 2％は評価の対象外となるので，パターン 4 のみの症例と同じ評価となる。したがって「Gleason score 4＋4＝8」とする。

②第 2 パターンが 5％未満だが第 1 パターンよりも数値が大きい場合
　第 2 パターンとして Gleason スコアに組込む。
　例：パターン 3 が 98％でパターン 4 が 2％の場合，「Gleason score 3＋4＝7」とする。

2 手術標本

①第 2 パターンが 5％未満で第 1 パターンよりも数値が小さい場合
　Gleason スコアから除外する（針生検と同様）。

②第 2 パターンが 5％未満だが第 1 パターンよりも数値が大きい場合
　第 3 パターンとみなし付記する。
　例：パターン 3 が 98％，パターン 4 が 2％の場合，「Gleason score 3＋3＝6 with tertiary pattern 4」とする。

前立腺癌取扱い規約

【第3パターンの取扱い】

1 針生検標本

①パターン3,4,5が混在する場合

　最も量的に多いパターンと,それを除いて最も数値が高いパターンの和とする。この際,第3パターンの量の多寡は問わない。

　　例：パターン3が30%,パターン4が65%,パターン5が5%の症例では,「Gleason score 4+5=9」とする。

　　　　パターン3が20%,パターン4が30%,パターン5が50%の症例では,「Gleason score 5+4=9」とする。

②パターン2,3,4が混在する場合

　　パターン2は無視してパターン3と4の量より評価する。

2 手術標本

①パターン3,4,5が混在する場合

ⅰ．第3パターンがパターン5で,全体の5%以上を占める場合

　第3パターンを第2パターンとみなす。

　　例：パターン3が30%,パターン4が50%,パターン5が20%の場合,「Gleason score 4+5=9」とする。

ⅱ．第3パターンがパターン5で,全体の5%未満の場合

　第1パターンと第2パターンの和に第3パターンを付記する。

　　例：パターン3が30%,パターン4が68%,パターン5が2%の場合,「Gleason score

前立腺癌取扱い規約

　　　　4+3=7 with tertiary pattern 5」とする。
ⅲ．第3パターンがパターン4の場合
　極めてまれである。Gleasonスコアに関しては十分なデータが蓄積されていない。本規約では，第1パターンと第2パターンの和に第3パターンを付記することとする。
　　例：パターン3が30%，パターン4が20%，
　　　　パターン5が50%の場合，「Gleason score 5+3=8 with tertiary pattern 4」とする。
ⅳ．第3パターンがパターン3の場合
　第1パターンと第2パターンの和で示す。
　　例：パターン3が20%，パターン4が50%，
　　　　パターン5が30%の場合，「Gleason score 4+5=9」とする。
②パターン2，3，4が混在する場合
　まれである。パターン2は無視してパターン3と4の量より評価する。

Gleasonスコアの群化と臨床的重要性

　臨床的重要性を有する腫瘍のGleasonスコアは5-10のいずれかに振り分けられる。これらは，予後推測，治療方針決定の観点からさらに3つの大きなグループに群化される。Gleasonスコア5，6は病理組織学的に低悪性度群，スコア7は中間群，スコア8-10は高悪性度群に相当する。
　臨床病期と血清PSA値，針生検でのGleasonスコアが3つのうちどの群に属するか，という組み合わせにより，各症例においてリスク分類を行い，それに従って治療方針の決定や予後の推定が行われている。

【文献】

1) Epstein JI, et al：The 2005 International Society of Urological Pathology (ISUP) Consensus Conference on Gleason Grading of Prostatic Carcinoma. Am J Surg Pathol 29：1228-42, 2005.

報告事項

前立腺全摘除術の所見記載事項

1　前立腺の大きさ（縦・横・高さ）と重量（精嚢を除く）

2　癌巣の数

　識別可能な場合は単発か多発（2カ所，3カ所以上）を記載する。多発の場合は，①最大径，②最も高いGleasonスコア，③最も高い病期，④切除断端から癌が露出する癌巣について記載すればよい。これらが重複する場合は，1つ，または2つの癌について記載する。この際，必要に応じてほかの癌巣のGleasonスコアを記載してもよい。

3　前立腺癌の占居部位

　前立腺を左（lt），右（rt），前部（ant），後部（post）に区分して占居部位を記載するか，模式図によって示す。

　また解剖，機能的に次のように区分してもよい。

　　前部（anterior fibromuscular stroma）：線維筋性で腺構造を欠く

　　中心領域（central zone；CZ）：射精管周囲で1/4ほどを占める

前立腺癌取扱い規約

辺縁領域（peripheral zone；PZ）：CZ の周辺で3/4 を占める
移行領域（transition zone；TZ）：精阜より上部の尿道に沿った小域

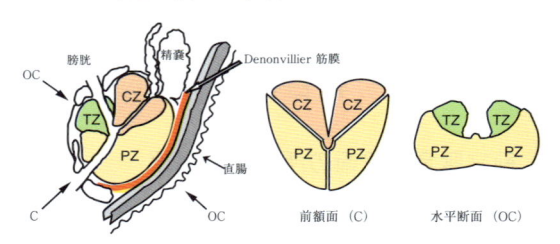

前立腺の区分は肉眼的に明確に区別できないが，大まかに CZ（central zone），TZ（transition zone），PZ（peripheral zone）の領域を示した。

前額面（coronal section）での断面では CZ と PZ が，水平断面（oblique coronal section）では TZ と PZ が現れる。精嚢近くの水平断では大部分を CZ が占める。

4 ▌癌の大きさ

組織標本における主病巣の最大径を計測して記載する。

5 ▌前立腺癌の組織学的記載

前立腺癌の組織学的記載には前述の組織学的分類を用いる。

6 ▌癌の浸潤進展度の表現

癌の浸潤進展度は癌の最先端部をもって次のように表現する。

38　病理学的事項

前立腺癌取扱い規約

①前立腺外進展(extraprostatic extention)
　EPE0　癌が前立腺内に限局する
　EPE1　癌が前立腺周囲組織に進展する
　EPEx　前立腺外進展を判定しえない
　　EPE1の場合は部位と程度を記載する(長さの計測が望ましい)。
②切除断端における癌浸潤(resection margin)
　RM0　癌が切除面に存在しない
　RM1　癌が切除面に存在する
　RMx　切断端における癌浸潤を判定しえない
　　RM1の場合は部位と程度を記載する(長さの計測が望ましい)。
　例：側壁に浸潤する場合はRM1［側壁5mm］，
　　　最も膀胱側の切片で癌浸潤を認める場合は
　　　RM1［膀胱頸部端2mm］，最も陰茎側の切
　　　片の場合はRM1［尖部端4mm］。
③リンパ管浸潤
　ly0　リンパ管浸潤を認めない
　ly1　リンパ管浸潤を認める
　lyx　リンパ管浸潤を判定しえない
④血管浸潤
　v0　血管浸潤を認めない
　v1　血管浸潤を認める
　vx　血管浸潤を判定しえない
⑤神経周囲浸潤
　pn0　神経周囲浸潤を認めない
　pn1　神経周囲浸潤を認める
　pnx　神経周囲浸潤を判定しえない

前立腺癌取扱い規約

⑥精囊浸潤
    sv0　精囊浸潤を認めない
    sv1　精囊浸潤を認める
    svx　精囊浸潤を判定しえない

7 所属リンパ節転移についての表現
    n0　リンパ節転移を認めない
    n1　リンパ節転移を認める
    nx　リンパ節転移を判定しえない

なお，詳細については「部位：有転移リンパ節数/検索数」のように記載する。転移巣のサイズを示すことが望ましい。

リンパ節転移巣のみが切除された場合でも本規約の組織学的分類を適用して記載することが望まれる。また，骨およびそのほかの転移巣についても同様に組織学的分類の併記が好ましい。

8 pT分類について（TNM悪性腫瘍の分類第7版に準拠）

pT2：前立腺に限局
    T2a：片葉の1/2以内の進展
    T2b：片葉の1/2をこえて広がる
    T2c：両葉への進展
pT3：前立腺外に進展
    T3a：精囊を除く前立腺外へ進展
    T3b：精囊に浸潤
pT4：隣接組織に固定または浸潤（膀胱頸部，外括約筋，直腸，挙筋，骨盤壁）

病理学的評価はpTで表現する。
①T1はTUR-Pおよび針生検標本での評価であり，十分な組織学的検討が行われないのでpT1とは

前立腺癌取扱い規約

ならない。つまり pT1 は存在しない。臨床病期 cT1c は pT2 以上に分類される。

②病理学的事項では被膜浸潤ではなく，EPE として前立腺外進展の有無のみを問題とした。すなわち，前立腺外へ進展した場合が EPE1 とし，pT3a となる。前立腺には真の被膜は存在しないが，密な平滑筋線維を前立腺の境界の判定に用いる。癌が前立腺外に進展すると desmoplastic reaction が生じ，あたかも前立腺内に存在するようになるので判定には注意が必要である。尖部では横紋筋間に癌が存在しても，それだけで EPE1 とはせず，脂肪組織浸潤など前立腺外への進展が明らかな場合のみを pT3(EPE1) とする。前部も恥骨に接しており，前立腺内に線維間質成分が多く，前立腺の境界が不明瞭な場合がある。底部で膀胱に顕微鏡的浸潤が認められる場合は pT4 ではなく pT3a である。

③RM1 は欧米の margin positive に相当する。すなわち，癌が前立腺周囲の軟部組織に進展していても切除面に達していなければ RM0 となる。したがって，EPE1 であっても，前立腺とともに切除された結合織内に癌が留まり剝離面に露出していなければ RM0 である。表面に墨汁やカラーマーカーを塗布してから切出しを行うことが望まれる。RM の状態は pT 分類に影響しないが，予後には影響するので付記する。

④前立腺内に切り込んで切除され，その断端に癌が露出している場合は EPE の判定が不能で EPEx となり，pT2+ となる。(RM1，EPEx)

治療効果判定基準

治療効果判定基準

　本項は The Prostate Cancer Clinical Trial Working Group2（PCWG2）と The Response Evaluation Criteria in Solid Tumors Group（RECISTv1.1）の提案に準拠して構成されるが，この PCWG2 や RECISTv1.1 は臨床試験や新薬開発のためのものであり，この治療効果判定法の結果により実際の治療法の継続，中断，変更を決定すべきものではなく，あくまでも個々の患者の症状，身体所見，など総合的に判断した上で，治療法を決定すべきものである[1,2]。

治療前評価

　年齢，PS，臨床病期，診断時 PSA および Gleason スコアを記載する。
　画像診断では胸部単純 XP または CT，腹部および骨盤部の CT あるいは MRI，さらに骨シンチグラフィーを用いて評価する。局所病変は，直腸内サーフェスコイルを用いた MRI や TRUS により評価できることがあるが，効果判定には用いない。
　疾患に関連した疼痛などの症状を有する者では，治療前後の痛みや痛み止め使用頻度について記載する。

前立腺癌取扱い規約

治療後評価，治療効果の判定

　一次治療での所見（病理学的病期など），ネオアジュバント，アジュバント内分泌療法（補助内分泌療法）など併用療法の有無，原発巣における癌の残存の有無などを記載する。

　治療効果判定はPSAの変化の度合，軟部評価可能病変の径の変化，骨病変の変化，症状の変化（尿路・消化管症状，疼痛の変化を測るQOLツールを用い記録する）に基づくこととする。

1 根治手術後
①術後1カ月以上経過した時点のPSAが＜0.2 ng/mLである場合，PSA再発なしとする[3]。その後の経過で2〜4週あけて測定したPSAが2回連続して≧0.2 ng/mLとなった場合はPSA再発と判定し，初回の変化日を再発日と規定する。術後一度もPSAが＜0.2 ng/mLと下降しなかった場合は，手術日の時点での再発と判定する。

②局所再発の判定
　画像診断をはじめとした諸検査上，局所残存病変を疑い，生検によって確認された場合とする。ただし，術中所見などから残存病変が明らかな場合は，必ずしも生検は必要ではない。

③局所進展の判定
　画像診断，直腸診で局所残存病変の増大が確認できる場合とする。経過中，所属リンパ節の腫大変化のみを確認した場合も局所進展と判定する。この場合も，生検による組織診断が望ましいが必須ではない。

前立腺癌取扱い規約

④遠隔転移の判定

骨シンチグラフィーあるいはCT，MRIで所属領域リンパ節外軟部組織病変，骨の新病変の出現確認をもって行う。

2 根治照射後

①照射後のPSAが，最低値（nadir）＋2 ng/mL以上となった場合をPSA再発と定義する。測定日を再発日とする（Phoenix定義）[4]。

②局所再発の判定

照射後十分な期間を経過した時点での前立腺生検が陽性であること，あるいは画像診断，直腸診で局所残存病変が疑われる場合とする。なお後者の場合，生検での確認が必須である。

③局所進展の判定

画像診断，直腸診で局所残存病変の増大が確認できる場合とする。なお，生検での確認が望ましいが，必須ではない。経過中，所属リンパ節の腫大変化のみを確認した場合も局所進展と判定する。この場合，原発巣の生検所見の如何は問わない。

④遠隔転移の判定

骨シンチグラフィーあるいはMRIで所属リンパ節領域外軟部組織病変や，骨の新病変の出現確認をもって行う。

3 根治手術後に補助放射線療法，救済放射線療法後，補助内分泌療法を併用した場合

上記根治手術後の基準に準拠する。

4 内分泌療法と根治手術あるいは補助・救済放射線療法を併用した場合

上記根治手術後の判定基準に準拠するが，PSA再

発の判定では，血清男性ホルモン値が去勢域以上にまで回復していることの確認が必要である。
5 内分泌療法と根治照射後
　上記根治照射後の判定基準に準拠するが，PSA再発の判定では，血清男性ホルモン値が去勢域以上にまで回復していることの確認が必要である。
6 内分泌療法後
数次の内分泌治療期間共通に以下の基準を用いる。
①PSAでみた効果判定

　PSAの変化率（治療前から12週後，あるいは治療継続不可能であればその期間以内）と最大変化率（判定時期を問わない）をそれぞれ記載する。臨床試験などでは，Waterfallプロットで表現される最大変化値を参考にし，任意に定めた変化率を示した症例の割合で表現する。PSA倍化時間（PSADT）やPSA velocity（PSAV）は判定基準としては用いない。

②PSAでみた病勢進行

　4週間以上あけて測定したPSAの最低値から25％以上の上昇により定義される。この場合，上昇幅は2 ng/mL以上でなくてはならない。この条件の確認日が病勢の進行日となる。本基準はhormone sensitive，castration resistantの双方の状況に適用される。ベースラインよりPSAの下降がみられなかった場合，その時点より12週目のPSAが上記条件を満たした時，病勢進行と判定，その日を進行日とする。

前立腺癌取扱い規約

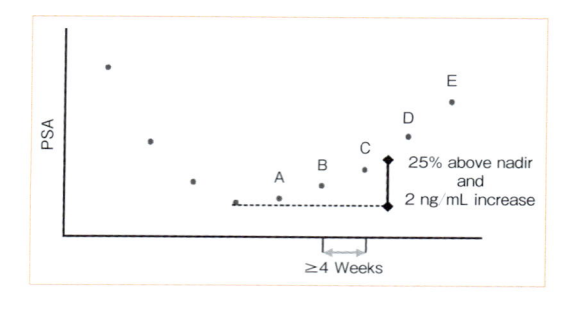

③軟部組織（RECISTv1.1に準拠する）（p171参照）

リンパ節の変化とほかの軟部組織の変化は別個に記載する。病変の完全消失はそれぞれ部位ごとに別個に報告する。病変サイズの変化はWaterfallプロットで表現することとする。改善傾向，病勢進行に関しては初回の検査から4週以降に再検査を行い確認する。治療法によっては一度病変部が増大してから縮小するものもある。

a．リンパ節病変

5 mm以下のスライス厚のCTにて，短径15 mm以上のリンパ節病変を測定可能病変とする。短径が10 mm以上15 mm未満のリンパ節病変は測定不能病変に分類。短径が10 mm未満のリンパ節は病変として扱わない。

b．非リンパ節病変

以下のいずれかを満たす，リンパ節病変以外の病変（非リンパ節病変）を指す。

（1）5 mm以下のスライス厚のCTまたはMRIに

て最大径10mm以上
（2）5mmをこえるスライス厚のCTやMRIにて最大径がスライス厚の2倍以上

④骨病変

　現時点では骨シンチグラフィーのみが客観的検査法である。病勢の進行は6週以上あけて行った再検査上，2カ所以上の新しい病変が発見された時点をもって判定する。骨シンチグラム所見のみをもって改善傾向などの判断には用いない。

7 化学療法後

上記内分泌療法後に準拠して判定を行う。

8 実験的治療後（HIFU，凍結療法など）

　これらの治療法は，前立腺の全体治療である手術，放射線療法とは本質的に異なる。したがって同様の治療後効果判定基準を適用できるものではない。効果判定の際にはどのような定義を用いたのかを個々の検討で明記することが必要である。

　　参考）最近，去勢抵抗性前立腺癌（castration resistant prostate cancer；CRPC）に対するサトラプラチンの第三相試験での病勢進行制御の検討で，複数の指標を組み合わせた総合評価を行い，より臨床上意味のある判断をしようという試みがなされている[5]。特にPSAの変化を評価項目に加えなかったことは注目に値し，CRPCにおける正確な予後予測が複雑，かつ単一指標では不可能であることを反映しており，今後の検討課題といえよう。

前立腺癌取扱い規約

CRPCでの病勢進行に対する複数指標を組み合わせた総合評価法

(以下のいずれかを認めたときに病勢が進行したと判定する。)

事象	定義
腫瘍の進行	軟部組織での病勢進行はRECISTの定義に準拠。骨部での病勢進行は,骨シンチ上2カ所以上の新病巣出現をもって判断する。
骨関連事象	骨折,局所の放射線療法,骨部への前立腺癌関連の手術介入,脊髄,神経根の圧迫,ビスフォスフォネート治療の開始,前立腺癌に関連した骨痛に対する抗腫瘍治療法の変更
症状の進行	PPIスコアの増加(McGill-Melzack質問票でベースラインから1ポイント以上の増加,あるいは最低値より2週以上にわたり2ポイント以上の増加,あるいは2週連続で麻薬鎮痛薬の1日所要量の週平均が>25%になったとき),PSが2単位以上増加したとき,体重が治療前に比べ>10%減少したとき,前立腺癌に関連する臨床事象が発現したとき。

全死因による死亡

PPI:present pain intensity, PS:Eastern Cooperative Oncology Group performance status

【文献】

1) Scher HI, et al:Design and end points of clinical trials for patients with progressive prostate cancer and castrate levels of testosterone:recommendations of the prostate cancer clinical trials working grouop. J Clin Oncol 26(7):1148-59, 2008
2) Eisenhauer EA, et al:New response evaluation criteria in solid tumours:revised RECIST guideline (version 1.1). Eur J Cancer 45:228-47, 2009
3) Cronin AM, et al:Definition of biochemical recurrence

after radical prostatectomy does not substantially impact prognostic factor estimates. J Urol 183：984-89, 2010
4) Roach M 3rd, et al：Defining biochemical failure following radiotherapy with or without hormonal therapy in men with clinically localized prostate cancer：recommendations of the RTOG-ASTRO Phoenix Consensus Conference. Int J Radiat Oncol Biol Phys 65：965-74, 2006
5) Sternberg CN, et al：Multinational, double-blind, phase III study of prednisone and either satraplatin or placeboin patients with castrate-refractory prostate cancer progressing after prior chemotherapy：the SPARC trial. J Clin Oncol 27；5431-8, 2009

前立腺癌治療の転帰記載法

転帰は各施設ごとに，各年度記載する形式をとっても，また死亡した時点で記載する形式をとってもよい。

無効，再燃，抵抗，不応

癌の進行がみられた際，ホルモン依存性の有無は治療選択に際して重要な因子となる。内分泌療法が一度も奏効せず，引き続き進行する状態を無効，内分泌療法が奏効し，疾患の進行が一時的に中断・停止したものが再び増悪したときを再燃とよぶ。無効，再燃はいずれも治療効果判定基準における病勢の進行（PD）に相当する。再燃は一次，二次など内分泌療法ごとに観察される可能性がある。外科的去勢，薬物による去勢状態で，かつ血清テストステロンが 50 ng/dL 未満であるにもかかわらず病勢の増悪，PSA の上昇をみた場合，抗アンドロゲン剤投与の有無にかかわらず，去勢抵抗性前立腺癌（Castration Resistant Prostate

Cancer；CRPC）とする。

　アンドロゲン依存の状態とそのほかのホルモン療法に対する感受性から，①アンドロゲン依存性ホルモン感受性，②アンドロゲン非依存性ホルモン感受性，③アンドロゲン非依存性ホルモン非感受性という分類が使われ，再燃を繰り返した③の状態をホルモン不応性前立腺癌（Hormone Refractory Prostate Cancer；HRPC）と表現していた[1]。ただ近年では，不応性と判定された時のアンドロゲンレセプター依存性の状態があまりに多様であることから，上記の去勢抵抗性前立腺癌（CRPC）という表現を用いることが推奨されている[2]。

1）再燃年月日
2）再燃の部位

再発

　手術療法，放射線療法など根治的治療後の癌の進行，あるいは新病巣が出現した時は再発とする。その診断は治療効果判定基準による。根治療法後の再発は通常，臨床的再発の前にPSAのみの持続的な上昇が認められ，生化学的再発（biochemical recurrence）または単にPSA再発（PSA recurrence）とよばれる。画像診断などで新病巣の出現が明らかな場合は，臨床再発として区別してよばれることがある。PSA再発は治療効果判定の早期エンドポイントとしてしばしば用いられるが，二次治療開始の指標ではない。放射線療法後の判定においては一過性にPSA値が上昇するPSAバウンス▶注1の存在に留意する。

1）再発年月日

2）再発の部位

▶注1　PSA バウンス

放射線療法（特に密封小線源療法）後に，PSA 値の一過性の上昇をみること。通常は上昇幅は 0.8 ng/mL 未満と小さいが，10 ng/mL まで報告がある。その原因は明らかではないが，放射線が遅発性に血管に影響を及ぼし，前立腺の梗塞が起こることが一因とされ，治療後6〜18 カ月にみられることが多い。

【文献】

1) Scher HI, et al：Clinical trials in relapsed prostate cancer：defining the target. J Natl Cancer Inst 88：1623-34, 1996.
2) Scher HI, et al：Design and end points of clinical trials for patients with progressive prostate cancer and castrate levels of testosterone：recommendations of the Prostate Cancer Clinical Trials Working Group. J Clin Oncol 26：1148-59, 2008.

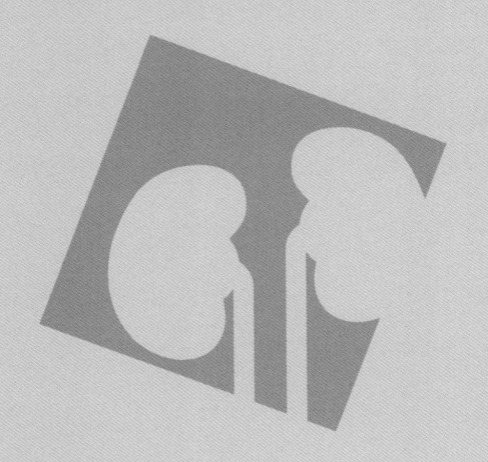

腎癌取扱い規約

【第4版】

2011年 4月

抜粋

腎癌取扱い規約

対　象

　本規約の対象は，原発性腎腫瘍のうち腎癌（腎実質の上皮性腫瘍，WHO分類のうち 1. Epithelial Tumors of Renal Parenchyma に相当）である。

臨床的事項

画像診断

コンピュータ断層撮影（CT）

腎腫瘍の診断において必須であり，病変の検出，性状診断やリンパ節転移，遠隔転移の検索に用いられる。原則的に単純CTに引き続き，造影CTを撮像する。

【撮像法】
1 撮影範囲
撮影範囲は肝上縁から恥骨下縁までマルチスライスCTで撮像する。また可能な限り，転移巣検索の目的で胸部も撮像する。
2 撮影タイミング
単純CTは，石灰化や脂肪の存在の評価ならびに造影効果の判定において必要である。

造影はヨード造影剤禁忌の症例以外では必須である。マルチスライスCTを用いたダイナミックCTでは300 mgI/mLの非イオン性造影剤約100 mLを30〜40秒で投与した場合，次の相が観察される（図1）。

①動脈相（arterial phase）
　造影剤投与開始後，25〜30秒前後で，腎動脈が

腎癌取扱い規約

強く造影される。CT angiography が必要な場合に撮像される。

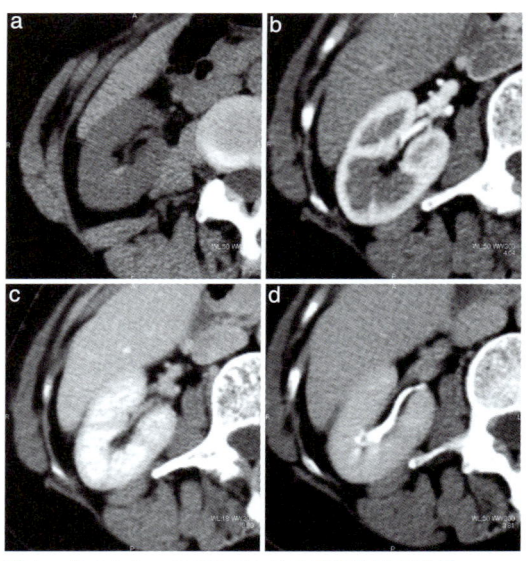

図1 ダイナミック CT における腎の造影の時相
a：単純 CT
右腎実質は，肝臓よりもやや低吸収である。
b：皮髄相
皮質が主に造影される。また，腎動静脈も描出されている。
c：腎実質相
腎実質が均一に造影される。
d：排泄相
造影剤が排泄され腎盂が観察される。

腎癌取扱い規約

②皮髄相（corticomedullary phase）
　造影剤投与開始後，30〜80秒後で皮質が主に造影される。また，早めの皮髄相（30〜40秒）を撮像することで，腎動静脈の評価も可能である。腫瘍の血流評価を行う場合にも用いられる。

③腎実質相（nephrographic phase）
　90〜130秒後には腎皮質，髄質が同程度造影され，腎実質が均一に造影される。病変の検出に関して最も優れる。

④排泄相（excretory phase）
　3〜5分後以降には造影剤が排泄され尿路が観察される。腎盂進展の評価に適する。

　実際のCT検査では目的に応じて，撮像フェーズを選択する。ルーチンで全部のフェーズを撮像することは被曝の観点から勧められない。術前で腎腫瘍が疑われる場合は通常下記の撮像を行うが，フォローアップにおいては単純と胸部を含んだ腎実質相のみで十分である。①単純，②皮髄相（造影剤投与開始後，30〜35秒前後）▶注1，③胸部▶注2ならびに腎実質相（100秒前後），④排泄相（3分前後）。

　　▶注1　良好な動脈像を得るためには注入速度は3 mL/sec以上が望ましい。造影剤の大動脈への到達には個人差が大きいため，造影剤到達を検出して撮像を開始するボーラストラッキング法や，あらかじめ少量の造影剤投与により造影剤の到達時間を測定するテストインジェクション法にて撮影を開始することが望ましい。

　　▶注2　胸部の撮像は造影剤投与後，任意の時間に行ってよいが，マルチスライスCTでは造影剤投与

腎癌取扱い規約

後100秒前後に胸部から腹部まで一度に撮像可能である。

3 スライス幅ならびに画像再構成

スライス幅は5mmで再構成することが基本である。微小な病変の場合には3mm程度の薄いスライスで再構成を行う。冠状断像，矢状断像などの多断面再構成画像を得るには薄いスライス厚の画像を用いる。術前に血管系を評価する場合は，1mm程度のスライス厚を用いて3次元のCT angiographyを作成する。

【評価項目】

1 腫瘍の大きさ：最大径とそれに直交する面における径

（ ）cm×（ ）cm×（ ）cm

2 腫瘍の内部

①充実性，嚢胞性（図2）
②石灰化
③脂肪の有無
④血流

同一領域の正常部の腎皮質と比較し，同程度あるいはそれより高いものを「多血性」，より造影効果の低いものを「乏血性」とする。

 ⅰ．多血性（hypervascular）（図3）
 ⅱ．乏血性（hypovascular）（図4）
 ⅲ．無血性（avascular）

3 腫瘍偽被膜の有無

超音波やMRIに比してCTによる偽被膜の評価はやや困難である。

①腫瘍周囲に明らかな偽被膜を認める

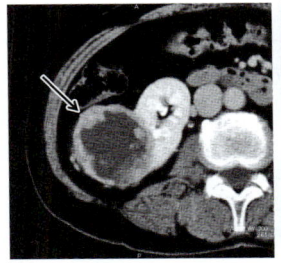

腎癌取扱い規約

図2 嚢胞性腎細胞癌
造影 CT
右腎下極に辺縁に不整な造影効果を伴う腫瘤を認め（矢印），嚢胞変性に陥った腎細胞癌である。

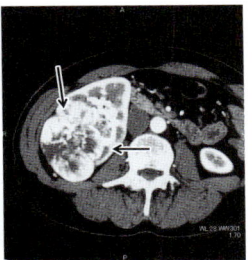

図3 多血性（hypervascular）の腎細胞癌
ダイナミック CT 皮髄相
右腎には外側へ膨隆する腫瘤を認め，不均一な濃染を呈している（矢印）。

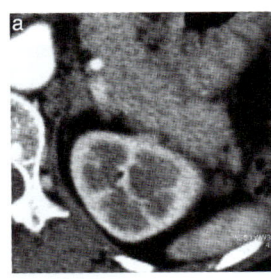

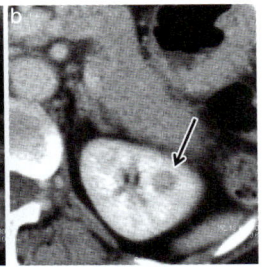

図4 乏血性（hypovascular）の腎細胞癌
a：ダイナミック CT 皮髄相
b：ダイナミック CT 腎実質相
皮髄相（a）では髄質と同等の吸収値で，腎実質相（b）では，腎実質よりも低吸収の腫瘤を認める（矢印）。

腎癌取扱い規約

②腫瘍の境界は明瞭であるが，偽被膜ははっきりしないあるいは一部はっきりしない
③腫瘍の境界は不明瞭で，偽被膜はみられない

4 腎周囲との関係

①腎周囲腔は正常
②腎輪郭の外方への突出はあるが，外側皮質の断裂はない。腫瘍の外側に腎実質が保たれている。
③腫瘍が腎輪郭から外方に突出して外側皮質に断裂がある
④腎周囲脂肪織内に1cm大以上の結節が腫瘍と連続して存在する（図5）
⑤隣接臓器と接触しているが，浸潤の有無は不明
隣接臓器とは，❶腰筋 ❷方形筋 ❸腹横筋 ❹膵 ❺脾 ❻肝 ❼腸管 ❽横隔膜 ❾そのほか，で副腎は含まない
⑥隣接臓器への明らかな浸潤がみられる（図6）

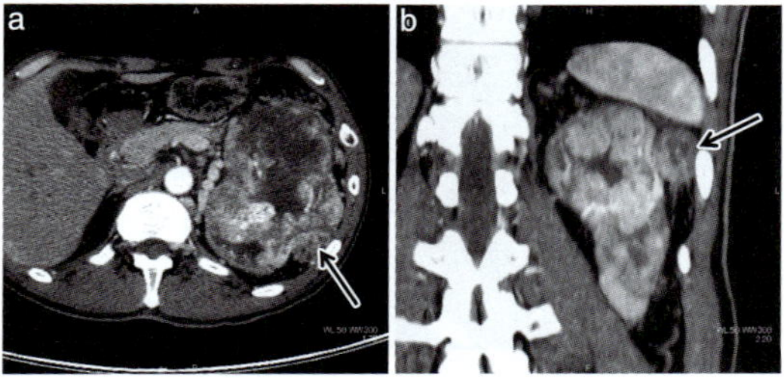

図5 被膜外進展を認める腎細胞癌
a：ダイナミックCT 皮髄相 横断像
b：ダイナミックCT 皮髄相 冠状断像
左腎に広範にひろがる腫瘤を認め，主腫瘍と連続して被膜をこえる結節性病変を認める（矢印）。

腎癌取扱い規約

5 腎門部（腎茎部）
①腎盂への進展
②腎静脈内腫瘍栓（図7）
③リンパ節腫大（図8）
④そのほか：側副血管など

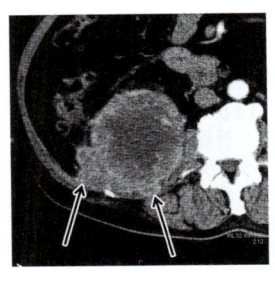

図6 隣接臓器浸潤がみられる腎細胞癌（T4）
ダイナミックCT 皮髄相
右腎腫瘍は，腰筋に浸潤している（矢印）。

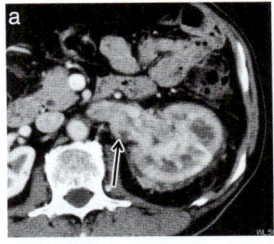

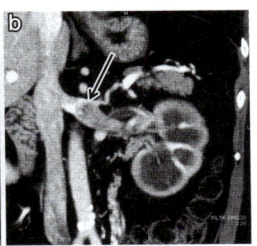

図7 腎静脈内腫瘍栓（T3a）
a：ダイナミックCT 皮髄相　横断像
b：ダイナミックCT 皮髄相　MPR画像
左腎下極背側から腎門によく濃染される腫瘍を認める。腎実質の増強効果はやや低下している。腫瘍に連続して左腎静脈内に腫瘍栓を認める（矢印）。

腎癌取扱い規約

6　下大静脈内腫瘍栓（図9）
　①なし
　②あり
　　ⅰ．肝静脈レベルに達していない
　　ⅱ．肝静脈レベルより横隔膜レベルまで
　　ⅲ．横隔膜レベルをこえている
　　ⅳ．肝静脈内進展の有無

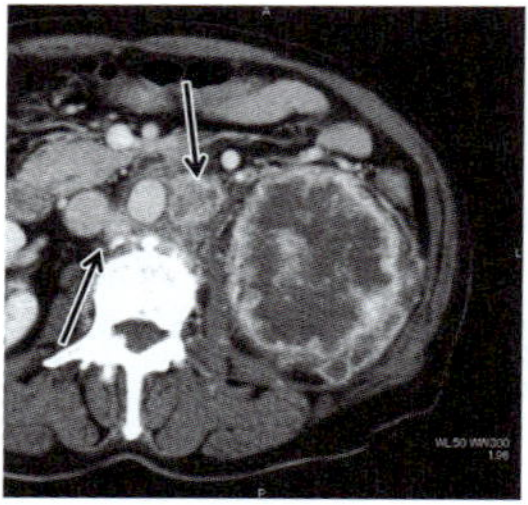

図8　リンパ節腫大を伴った腎細胞癌
ダイナミックCT腎実質相
左腎はほぼ全体が腫瘍で占められ，腫瘍はGerota筋膜をこえている。傍大動脈領域に多発するリンパ節腫大を認める（矢印）。

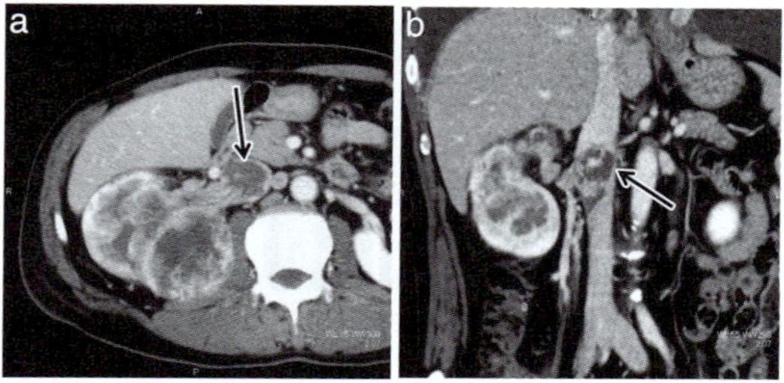

図9　下大静脈内腫瘍栓（T3b）
a：ダイナミックCT腎実質相　横断像
b：ダイナミックCT腎実質相　MPR画像
右腎はほぼ全体が腫瘍で占められ，腫瘍は腎静脈から下大静脈へ進展している（矢印）。

腎癌取扱い規約

7 転移巣
① リンパ節
② 胸郭内
③ 骨
④ そのほか：肝臓，対側腎，膵臓など

補足　Bosniak 分類

　囊胞性腎腫瘤の鑑別には，Bosniak 分類が有用である。CT，MRI，超音波などの画像診断法によって，囊胞壁や隔壁の厚さと不整度，石灰化の程度，内容液の性状，増強効果の有無を評価する。悪性の可能性がある程度わかり，無治療・経過観察・手術などの方針を決定するのに有効である。

- カテゴリーⅠ　：単房性，薄い囊胞壁，内容物は水濃度（良性の単純性囊胞と考えられる）（図 10a）
- カテゴリーⅡ　：2 つ以下の薄い隔壁，わずかな石灰化，3 cm 以下の高吸収囊胞（出血などを伴う非典型的囊胞で大部分が良性と考えられる）（図 10b）
- カテゴリーⅡF：3 つ以上の薄い隔壁，最小限の造影効果，3 cm 以上の高吸収囊胞（非典型的囊胞で悪性の可能性は低いが経過観察が必要である）（図 10c）
- カテゴリーⅢ　：隔壁が不整，壁の厚い囊胞。明瞭な造影効果，粗大な石灰化（悪性の可能性があり）（図 10d）
- カテゴリーⅣ　：囊胞壁や隔壁から隆起あるいは浸

腎癌取扱い規約

潤する造影効果を有する充実部分の存在（大部分が悪性）（図10e）

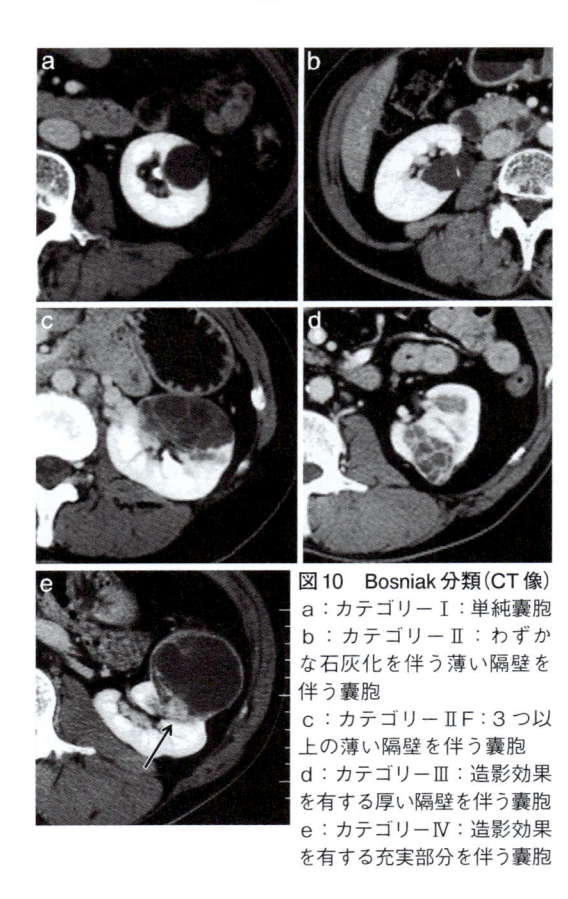

図10　Bosniak分類（CT像）
a：カテゴリーⅠ：単純囊胞
b：カテゴリーⅡ：わずかな石灰化を伴う薄い隔壁を伴う囊胞
c：カテゴリーⅡF：3つ以上の薄い隔壁を伴う囊胞
d：カテゴリーⅢ：造影効果を有する厚い隔壁を伴う囊胞
e：カテゴリーⅣ：造影効果を有する充実部分を伴う囊胞

腎癌取扱い規約

TNM 分類

進展度

UICC (Union for International Cancer Control) による TNM 悪性腫瘍の分類改訂第 7 版 (2009年) に準じて記載する[1,2]。

T-原発腫瘍

TX 原発腫瘍の評価が不可能
T0 原発腫瘍を認めない
T1 最大径が 7 cm 以下で，腎に限局する腫瘍
　T1a 最大径が 4 cm 以下
　T1b 最大径が 4 cm をこえるが 7 cm 以下
T2 最大径が 7 cm をこえ，腎に限局する腫瘍
　T2a 最大径が 7 cm をこえるが 10 cm 以下
　T2b 最大径が 10 cm をこえ，腎に限局する腫瘍
T3 主静脈または腎周囲組織に進展するが，同側の副腎への進展がなく Gerota 筋膜をこえない腫瘍
　T3a 肉眼的に腎静脈やその他区域静脈（壁に筋組織を有する）に進展する腫瘍，または腎周囲および/または腎洞（腎盂周囲）脂肪組織に浸潤するが，Gerota 筋膜をこえない腫瘍
　T3b 肉眼的に横隔膜下の大静脈内に進展する腫瘍

腎癌取扱い規約

T3c　肉眼的に横隔膜上の大静脈内に進展，または大静脈壁に浸潤する腫瘍

T4　Gerota 筋膜をこえて浸潤する腫瘍（同側副腎への連続的進展を含む）

N-所属リンパ節 ▶注1

NX　所属リンパ節転移の評価が不可能

N0　所属リンパ節転移なし

N1　1個の所属リンパ節転移

N2　2個以上の所属リンパ節転移

▶注1　腎の所属リンパ節とは，腎門部リンパ節，腹部傍大静脈リンパ節，腹部大動脈間リンパ節，および腹部傍大動脈リンパ節である。患側か対側かはN分類には影響しない。遠隔リンパ節転移はpM1に含める。

M-遠隔転移

M0　遠隔転移なし

M1　遠隔転移あり

転移部位記載コード：

肺（PUL），骨（OSS），肝（HEP），脳（BRA），リンパ節（LYM），骨髄（MAR），胸膜（PLE），腹膜（PER），副腎（ADR），皮膚（SKI），他（OTH）

> *TNM 分類の変更について
> 『腎癌取扱い規約　第4版』作成後，UICC は TNM 分類を一部変更した。現在「腎」については下記のように記述が変更されている。従来の「N2」は削除された。

腎癌取扱い規約

N-所属リンパ節
　NX　所属リンパ節転移の評価が不可能
　N0　所属リンパ節転移なし
　N1　所属リンパ節転移
〔UICC日本委員会編『TNM悪性腫瘍の分類 第7版 日本語版』第5刷 2012.7/10)〕

Stage 病期分類

本規約では病理学的所見に基づく病期分類を原則とする。

Ⅰ期	T1	N0	M0
Ⅱ期	T2	N0	M0
Ⅲ期	T1	N1	M0
	T2	N1	M0
	T3a	N0, N1	M0
	T3b	N0, N1	M0
	T3c	N0, N1	M0
Ⅳ期	T4	Nに関係なく	M0
	Tに関係なく	N2	M0
	Tに関係なく	Nに関係なく	M1

参考【Robson分類】
　Ⅰ期　腫瘍は腎被膜内限局例
　Ⅱ期　腫瘍は腎被膜をこえて浸潤するが，Gerota筋膜をこえない例
　Ⅲ期　A．腎静脈腫瘍血栓を伴う例
　　　　B．所属リンパ節転移例
　　　　C．A+B

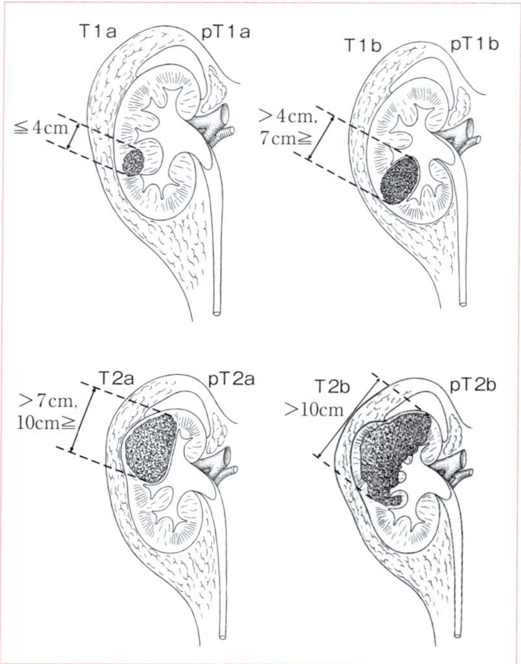

腎癌取扱い規約

Ⅳ期　A．腫瘍はGerota筋膜をこえて隣接臓器へ
　　　　浸潤する例
　　　B．遠隔転移を伴う例

(Robson CJ, et al：The results of radical nephrectomy for renal cell carcinoma. J Urol 101：297-301, 1969.)

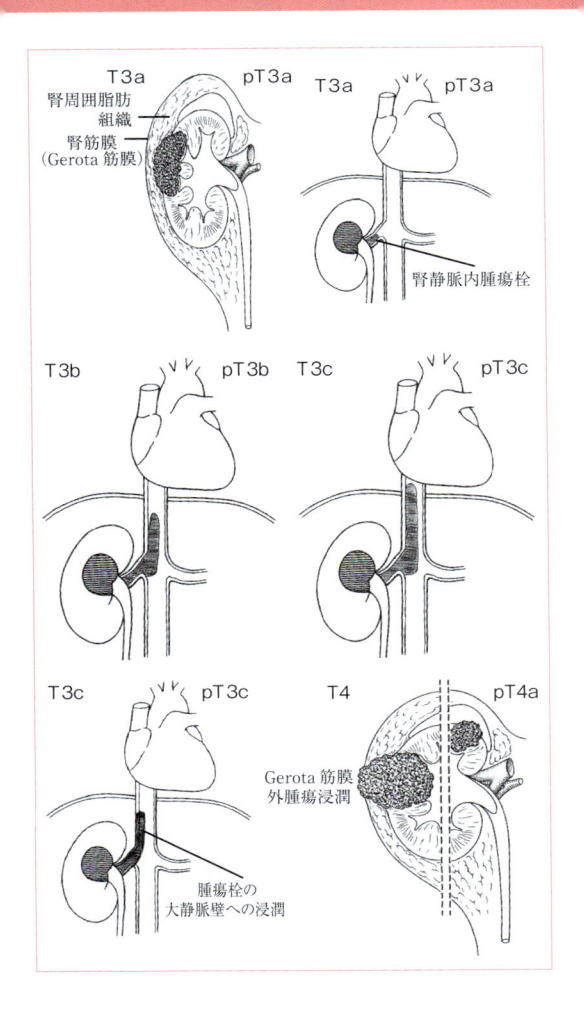

腎癌取扱い規約

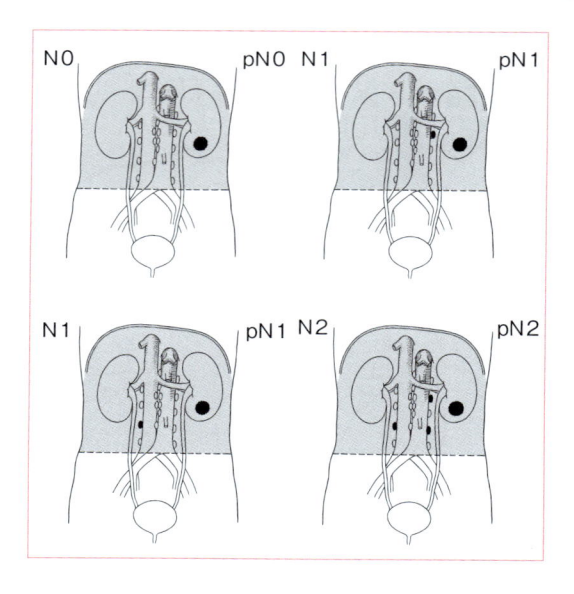

腎癌取扱い規約

【文献】
1) UICC 日本委員会 TNM 委員会：TNM 悪性腫瘍の分類日本語版第7版．金原出版，2010．
2) Sobin LH, et al：TNM Classification of Malignant Tumours 7th edition. Wiley-Blackwell, 2009.

転移性腎癌患者のリスク分類

MSKCC criteria

　Memorial Sloan-Kettering Cancer Center（MSKCC）によるリスク分類が，一般臨床で用いられる単純な5つのリスクファクターを用いて，転移性腎癌患者の予後予測因子として広く用いられている。

MSKCC criteria

1. 高LDH血症（正常上限の1.5倍以上）
2. 低ヘモグロビン血症（正常下限以下）
3. アルブミン値補正後の高カルシウム血症（10 mg/dL）
4. Karnofsky performance statusで80％以下
5. 腎癌診断後から治療開始までが1年以内

0因子をfavorable，1あるいは2因子をintermediate，3因子以上をpoorと分類。
(Motzer RJ, et al：Interferon-alfa as a comparative treatment for clinical trials of new therapies against advanced renal cell carcinoma. J Clin Oncol 20（1）：289-296, 2002.)

腎癌取扱い規約

病理学的事項

組織学的分類【腎実質の上皮性腫瘍】

1 悪性   ICD-O code

①淡明細胞型腎細胞癌 Clear cell renal cell carcinoma 8310/3
②多房嚢胞性腎細胞癌 Multilocular clear cell renal cell carcinoma 8310/3
③乳頭状腎細胞癌 Papillary renal cell carcinoma 8260/3
④嫌色素性腎細胞癌 Chromophobe renal cell carcinoma 8317/3
⑤集合管癌（Bellini管癌） Carcinoma of the collecting ducts of Bellini 8319/3
⑥腎髄質癌 Renal medullary carcinoma 8319/3
⑦Xp11.2転座型腎細胞癌 Xp11.2 translocation carcinomas
⑧神経芽腫随伴腎細胞癌 Carcinoma associated with neuroblastoma
⑨粘液管状紡錘細胞癌 Mucinous tubular and spindle cell carcinoma
⑩腎細胞癌，分類不能型 Renal cell carcinoma, unclassified 8312/3

2 良性
①乳頭状腺腫　Papillary adenoma　　　　8260/0
②オンコサイトーマ　Oncocytoma　　　　8290/0

Appendix（付記）
透析関連腎腫瘍　Dialysis-related renal tumors
後腎性腺腫　Metanephric adenoma　　　8325/0
紡錘細胞型腎細胞癌　Spindle cell renal cell carcinoma　　　　　　　　　　　　　　　　　　8032/3

腎細胞癌：Renal cell carcinomas

　腎実質由来の悪性上皮性腫瘍で，細胞型により以下の10型に分類する。これらの組織型は混在することもあるが，もっとも優勢な組織型をもって分類し，混在する組織型を付記することが望ましい。特に紡錘細胞癌の成分（sarcomatoid change）や横紋筋肉腫様変化（rhabdoid features）の混在が認められたときは，予後に影響することがあるので，必ず診断名ないしはその割合を含め所見として付記すべきである。

1 淡明細胞型腎細胞癌：Clear cell renal cell carcinoma

　繊細な血管網を背景に淡明ないしは好酸性の細胞質をもつ腫瘍細胞の増殖からなる腎細胞癌。
　肉眼的には腎皮質を主体に増殖し，割面は黄色ないしは黄白色調で，出血・壊死・嚢胞化など多彩な割面を呈する。通常は境界が明瞭で，偽被膜により被包される。高異型度腫瘍では周囲腎実質内に浸潤性発育を呈し，境界が不鮮明となる。肉眼的に腎静脈内浸潤を認めることもある。

腎癌取扱い規約

　組織学的には腫瘍細胞は血管性間質に囲まれ，胞巣を形成して増殖する。明瞭な腺腔形成傾向に乏しい胞巣構造や，明らかな内腔を形成する腺管構造，あるいは大小の囊胞を形成する。腫瘍細胞の境界は明瞭で，大型の立方状・円柱状・楔状，あるいは多角形を呈する。細胞質は淡明で，脂質およびグリコーゲンに富むが，好酸性顆粒状を呈することもある。核分裂像はまれである。細胞質はグリコーゲンのためPAS染色陽性である。

　しばしば染色体3pの欠損があり，VHL遺伝子の異常を伴うことも多い。

　以前の分類での顆粒細胞癌の多くは本分類に含まれるものと考えられる。

　予後は核異型度が高度であるほど，また紡錘形細胞成分（類肉腫様変化）の割合が多いほど不良である。

2 多房囊胞性腎細胞癌：Multilocular clear cell renal cell carcinoma

　線維性被膜で被われた多数の小囊胞からなる多房性腫瘤で，線維性隔壁に黄色の低異型度の淡明細胞の小集塊が認められる。腫瘍の進展や転移はみられない。

3 乳頭状腎細胞癌：Papillary renal cell carcinoma

　線維血管性間質を中心に立方状ないし円柱状腫瘍細胞の乳頭状発育を主体とする腎細胞癌である。

　肉眼的には境界明瞭な腫瘤を形成し，偽被膜を形成することもある。出血，壊死，囊胞形成もしばしばみられる。組織学的には腫瘍細胞が線維血管性間質を軸として乳頭状に増殖を示し，間質には泡沫細胞の集簇や砂粒体，硝子化を認める。本腫瘍は腫瘍細胞の異型性と細胞質の特徴からtype 1とtype 2に分類され

る。type 1 では腫瘍細胞は立方状で，細胞質は好塩基性を呈し，核の重層化傾向は認められず，核異型も乏しいことが多い。type 2 では腫瘍細胞は円柱状で，細胞質は好酸性を呈し，核には偽重層化傾向がみられる。最近では，細胞質がオンコサイトーマのように好酸性が強くなる oncocytic variant が報告された。一方で，細胞質が一様に淡明な clear cell papillary RCC も報告されているが，この組織型を papillary RCC の亜型に入れるのかどうかは今後の検討が必要である。染色体異常としては 7，17 番染色体の trisomy と Y 染色体の欠失が一般的であるが，特徴的な変化を示すものは type 1 に多いとの報告がある。type 1 は type 2 と比較して予後が良好である。

4 嫌色素性腎細胞癌：Chromophobe renal cell carcinoma

細胞境界明瞭で混濁した細胞質を有する大型の腫瘍細胞よりなる腎細胞癌。

肉眼的には充実性で境界明瞭であることが多く，割面ではベージュ，淡褐色から褐色調である。組織学的には充実性ないしは管状の増殖がみられる。本腫瘍は typical variant と eosinophilic variant に大別される。typical variant では細胞境界は明瞭で，比較的小型で好酸性顆粒状細胞質をもつ eosinophilic cell と大型で微細網状の細胞質を有する pale cell の 2 種類の細胞よりなる。eosinophilic variant では細胞境界が明瞭で，好酸性顆粒状の細胞質を持つ eosinophilic cell が主体に増殖する。核にはしわがみられ，レーズン様である。二核細胞もしばしばみられる。小型細胞では perinuclear halo がしばしば観察され

る。特殊染色ではコロイド鉄染色に細胞質内にび慢性に陽性を示すが，特に typical variant で目立つ傾向がある。グリコーゲンは一般的に少ない。超微形態学的には，細胞質に無数の微小空胞構造の集積が認められる。

染色体異常としては 1, 2, 6, 10, 13, 17, 21 番など，多くの染色体に欠失が認められる。

予後は淡明細胞癌に比較して良好である。

5 集合管癌（Bellini 管癌）：Carcinoma of the collecting ducts of Bellini

腎盂開口部に近い集合管（Bellini 管）に類似した構造を呈する高度悪性腫瘍。

肉眼的には灰白色を呈し，浸潤性の腫瘍で，髄質中心に発育する傾向が認められるが，大きくなると皮質への浸潤がみられる。壊死もしばしばみられる。組織学的には多彩な像を呈し，管状発育を主体とし，吻合状腺管のほか，しばしば乳頭状構造を混在し，索状や充実性の増殖もみられる。管腔構造形成部では腫瘍細胞は hobnail pattern を示す。背景には強い線維化や炎症性細胞浸潤がみられる。腫瘍細胞は単層あるいは数層の好酸性細胞による管状構造を形成し，異型の強い核がみられる。近傍の集合管上皮に異形成を認めることがある。肉腫様変化もしばしば随伴する。管腔内や細胞質内に粘液を認めることがある。免疫組織化学的には UEA-1 との反応性や高分子量ケラチンが陽性傾向を示す。

本腫瘍に共通した遺伝子異常や染色体異常の報告はなく，診断は除外診断的に行われる。

予後は不良である。

腎癌取扱い規約

6 腎髄質癌：Renal medullary carcinoma

腎髄質に発生し，急速な増大を特徴とするまれな悪性腫瘍。

鎌状赤血球症を有する黒人にのみ発生し，本邦での報告はない。

肉眼的には腎髄質を占拠する白色調腫瘍で，境界は不明瞭である。出血，壊死もみられる。組織学的には腫瘍細胞が編目状ないしは腺様嚢胞癌様の増殖様式を示す。細胞質は好酸性で，核は明るく，核小体は明瞭である。間質にはリンパ球や好中球の浸潤がみられる。

本腫瘍に共通した遺伝子異常や染色体異常は報告されていない。

予後は極めて不良である。

7 Xp11.2転座型腎細胞癌：Renal carcinoma associated with Xp11.2 translocations *TFE3* gene fusions

X染色体短腕11.2バンド（Xp11.2）上に位置する *TFE3*（Transcription Factor E3）遺伝子を巻き込むキメラ遺伝子の形成を伴う腎細胞癌。

小児や若年者に多い。キメラ遺伝子のパートナーとなる遺伝子には *ASPS*（Alveolar Soft Part Sarcoma），*PRCC*（Papillary Renal Cell Carcinoma）など数種類がある。

肉眼的には黄色調ないしは褐色調で，出血，壊死がしばしばみられる。組織学的には，淡明な細胞質を有する腫瘍細胞が乳頭状，胞巣状に増殖する。好酸性顆粒状の細胞質を有する腫瘍細胞もしばしば混在する。*ASPL-TFE3* 転座型腎細胞癌では好酸性ないしは淡明で豊富な細胞質を有する細胞が混在し，間質には砂

粒体や硝子結節が認められる。*PRCC-TFE3* 転座型腎細胞癌では腫瘍細胞は細胞質が乏しく，間質変化も目立たないことが多い。免疫組織化学染色では腫瘍細胞の核は TFE3 に陽性を示すが，明らかな陽性所見がある程度広範囲に認められることが診断に必要であるが，陰性症例もある。免疫組織化学染色にあたっては，適切な陽性対照標本（胞巣性軟部肉腫など）と陰性対照標本をおき，発色を比較しながら結果を判定することが望ましい。保険適用外となるが，新鮮材料から染色体分析を行う，あるいは凍結切片を用いてキメラ遺伝子を検索して確定診断をする方法もある。また，パラフィン包埋切片を用いた FISH 法で転座の診断をする方法もある。

予後については小児若年者では良好とされるが，成人例では不良との報告が増加しつつある。

8 神経芽腫随伴腎細胞癌：Renal cell carcinoma associated with neuroblastoma

小児期に神経芽腫の治療を受け，長期生存した症例に発生する腎細胞癌。

組織学的には好酸性の豊富な細胞質を有する腫瘍細胞が充実性ないしは乳頭状に増殖するものと，小型で淡明な細胞質を有する腫瘍細胞が増殖するものとがある。

予後は病期や異型度に相関すると考えられている。

9 粘液管状紡錘細胞癌：Mucinous tubular and spindle cell carcinoma

粘液性の間質を背景に管状増殖あるいは紡錘形細胞の腫瘍型を示す腫瘍細胞からなる悪性腫瘍。

肉眼的には皮質を主体に境界明瞭な腫瘤を形成す

腎癌取扱い規約

る。大型腫瘍では髄質に及ぶこともあるが，腎外に突出することもある。割面では灰白色調ないしは淡褐色調を呈する。組織学的には好酸性の細胞質を有する立方状ないしは円柱状の腫瘍細胞が延長傾向を示す腺管を形成しながら増殖し，併走傾向を示す紡錘形細胞束を伴う。核異型度は概して低いものが多いが，高いものも存在する。背景間質には粘液が認められ，alcian blue 染色にて陽性を示すことが多い。壊死や泡沫状細胞の浸潤もみられる。乳頭状増殖が目立ち，間質に粘液の乏しい症例では乳頭状腎細胞癌との鑑別が困難なものがあり，注意を要する。

予後は良好なものが多いが，核異型度の強いものでは死亡例も報告されている。

10 腎細胞癌, 分類不能型：Renal cell carcinoma, unclassified

上記の腎細胞癌のいずれにも適合しない腫瘍。

良性腫瘍

腎実質に由来する良性上皮性腫瘍で，以下の2型に分類する。第3版で記載されていた後腎性腺腫は付記の項に入れた。

1 乳頭状腺腫：Papillary adenoma

肉眼的には境界明瞭な皮質内結節であり，黄色ないしは灰白色調を呈する。被膜直下に多い。通常，孤立性だが，多発性に生じることもある。組織学的に乳頭状あるいは管状乳頭状発育を呈し，一層の好塩基性ないしは濃好酸性上皮細胞により被覆され，円形ないしは類円形の核をもつ。核小体は目立たず，核分裂像はまれである。浸潤像，出血・壊死を認めない。間質に

腎癌取扱い規約

は砂粒体やマクロファージの浸潤を認める。

定義上は直径5mm以下の小さな腫瘍で，手術腎や剖検腎で偶然に発見されることが多い。治療対象となることはない。多くの腫瘍細胞の細胞質が淡明であるときは，大きさや核異型に関わらず腎細胞癌である可能性が高い。

2 オンコサイトーマ：Oncocytoma

豊富なミトコンドリアを有するため，一様に好酸性顆粒状細胞質を有する大型腫瘍細胞よりなる良性腫瘍。

肉眼的には周囲との境界が明瞭な割面淡ないし濃褐色の境界明瞭な腫瘍で，しばしば中心硝子化を示す。通常は出血・壊死を認めない。まれに腎被膜外の脂肪組織内発育や静脈内侵襲をみることがある。

組織学的には腫瘍は胞巣状，管状，充実状，ときに小嚢胞状構造を呈し，乳頭状増殖は示さない。周辺ではこれらの構造が密在し，中心に近づくにつれて間質は広く浮腫状となる。血管は少なく，腎細胞癌のように腫瘍胞巣を取り巻くような発達は示さない。細胞膜は一般的に不明瞭である。淡明な細胞質は概してみられない。核は均一小型円形で，細胞の中心部に位置し，概して核分裂像はほとんどみられない。クロマチンは均等に分布するが，まれに部分的に濃縮核や奇怪核を呈することがある。

Appendix（付記）

【透析関連腎腫瘍：Dialysis-related renal tumors】

後天性嚢胞腎（ACDK）に発生するものと嚢胞形成を伴わない終末腎（ESRD）に発生するものがある。上記の既存の組織型を呈するものも多く観察される

腎癌取扱い規約

が，最近は透析腎に特有な組織型の存在が報告されている。一つは後天性嚢胞随伴腎細胞癌（acquired cystic disease-associated RCC）であり，ACDKのみに発生し，組織学的には好酸性の細胞質を有する腫瘍細胞の微小嚢胞状の増殖様式，核小体の目立つ核異型の強い細胞，間質のシュウ酸カルシウムの沈着（偏光顕微鏡観察にて多彩な色調を呈する）を特徴とする腫瘍で，10年以上の長期透析歴を有する患者に多い。他方は淡明細胞-乳頭状腎細胞癌（clear cell papillary RCC）で，ACDKにもESRDにも発生し，淡明な細胞質を有する腫瘍細胞が線維血管性の間質を軸として乳頭状に増殖する。既存の組織型に該当する場合はその旨記載することが望ましい。

【後腎性腺腫：Metanephric adenoma】

　胎児期に認められる後腎組織細胞に類似する小型で均一な細胞からなる良性腫瘍。

　割面は淡黄白色あるいは淡褐色を呈する。境界明瞭な腫瘤であるが，被膜形成はない。組織学的には小型腫瘍細胞が腺房状ないしは管状構造を形成する。腺腔が小型であるために弱拡大像では充実性増殖に見える。腫瘍細胞は，ごく少量の好酸性細胞質と，ヘマトキシリンに濃染する均一円形の小型核を有する。核小体は目立たず，核分裂像もみられない。ときに腫瘍細胞が管腔内に微小乳頭状突出を呈し，糸球体様にみえることがある（glomeruloid structure）。間質は浮腫状または硝子化を示し，砂粒体 psammoma body を認めることも多い。

腎癌取扱い規約

【紡錘細胞癌：Spindle cell carcinoma（肉腫様癌：Sarcomatoid carcinoma）】

　紡錘細胞の密な肉腫様増殖からなる腎細胞癌。上述の組織亜型にさらに遺伝子異常が加わり，さらなる悪性化の結果生じる腫瘍。

　肉眼的には浸潤性発育を呈し，灰白色で黄色調に乏しい。腫瘍細胞は細長く紡錘型で，錯綜した索状走行を示す。多形性を伴い，大型多核あるいは奇怪核をもつ細胞の混在をみることも多い。細胞質の染色性は一様ではなく，淡明あるいは顆粒状を呈する。しばしば典型的な淡明細胞型腎細胞癌，嫌色素性腎細胞癌，乳頭状腎細胞癌成分の混在をみる。免疫組織化学的に少なくとも一部の腫瘍細胞はビメンチンおよびサイトケラチンも陽性を示す。肉腫との鑑別には，混在する上皮性組織型を見いだすことが重要なポイントとなる。腎細胞癌のうち，もっとも予後不良の組織型である。本規約では，診断にあたってはもとの組織型を記載し，紡錘細胞癌への変化を伴う旨を付記することとし，もとの組織型が不明の場合には分類不能型とする。

　UICCワークショップ腎細胞癌分類（Störkel S, et al：Classification of renal cell carcinoma. Cancer 80：987-989, 1997.）では，肉腫様変化は腎細胞癌のすべての組織型（この分類には嚢胞随伴性腎細胞癌はない）に認められ，de novo carcinomaとして発生する証拠はなく，腎細胞癌のもっとも異型度の高い表現型であるとしている。

組織学的異型度

腎癌の異型度（grading）は核異型度によって決定される。核の異型とは，正常近位尿細管上皮細胞核からの隔たりを意味する。従来，取扱い規約で使用されてきた3段階分類とFuhrman 4段階分類を併記する。特にデータの国際比較をする場合にはFuhrmanの4段階分類を用いることが一般的である。細胞および構造異型は核の異型度と関連を示すが，核の異型度に比し規定が難しいので，日本規約では対象としない。

3段階方式（日本規約）

1 異型度Ⅰ（G1）
核は正常尿細管上皮のそれより小さいもの。
2 異型度Ⅱ（G2）
核は正常尿細管上皮のそれと同等の大きさのもの。
3 異型度Ⅲ（G3）
核は正常尿細管上皮のそれより大きく，ときに多形性や奇怪な形状を示す。
4 異型度判定不能（GX）
核の異型度の評価が不明なとき。

腎癌では，同一腫瘍の中に2つ以上の異なった異型度を示す組織像が混在する場合，予後に関係するのは最高の異型度 worst grade であるとされている。しかし，より確実な予後との関連を知るために，みられる異型度をすべて列記し，かつ優勢度を示す。
組織学的異型度の優勢度の表現にあたっては次のよ

うな記号を用いる。

> ：ある異型度を示す範囲がほかに比して優位である場合
> ≫：ある異型度を示す範囲がほかに比して著しく優位である場合
> ＝：ほぼ同量の場合

　例えば同一腫瘍内に G2 と G3 が混在し，G2 が優位に，あるいは著しく優位である場合，G2＞G3 あるいは G2≫G3 とする。そのほか，G2≫G1＞G3，G2＞G1＝G3 などと記載する。

4 段階方式（Fuhrman 分類）

　近年，組織学的異型度は予後との相関性から Fuhrman 分類[1])が使用される傾向にある。

1 Grade 1
　核小体が目立たないか認められない。小さく丸い一個の核（直径約 10μm）を有する細胞で構成される。

2 Grade 2
　より大きな核（直径約 15μm）を有し，核縁は不整で，核小体は強拡大（400 倍）で認識し得る。

3 Grade 3
　さらに大きな核（直径約 20μm）を有し，核縁は明らかに不整で，大きな核小体が低倍率（100 倍）で認識される。

4 Grade 4
　Grade 3 の所見に加え，奇怪核やしばしば分葉状を呈する核と粗大なクロマチンを有し，しばしば肉腫様細胞領域がある。

【参考文献】
1) Fuhrman SA, et al：Prognostic significance of morphologic parameters in renal cell carcinoma. Am J Surg Pathol 6：655-663, 1982.

組織学的浸潤増殖様式

腫瘍の腎内での浸潤増殖様式を次の3つに分類する。
INFa：癌巣が膨張性の発育を示し，非癌周囲組織との間が明確に境されるもの。
INFb：癌巣の発育進展状態がa型と次のc型の中間にあたるもので，癌巣は中小の胞巣状の細胞集団として周囲組織に進展しているもの。
INFc：癌巣がその発育先進部において，細胞単位で，あるいは微小胞巣状に浸潤増殖しているもの。

さらに，腫瘍の腎内（腎洞を含む）の静脈内およびリンパ管浸潤を記載する。
v：静脈浸潤
　v0：血管浸潤が認められない場合。
　v1：血管浸潤が認められる場合。
　vx：血管浸潤を判定しえない。
　腎外への腫瘍塞栓の形成はTNM分類に従って記載する。
ly：リンパ管浸潤
　ly0：リンパ管浸潤が認められない場合。
　ly1：リンパ管浸潤が認められる場合。
　lyx：リンパ管浸潤を判定しえない。

腎癌取扱い規約

【腫瘍浸潤形態および切除断端における腫瘍の浸潤】
　組織学的所見は fc，rc-inf などの小文字を用いて記載する。

1 ▎発育様式
　膨張性発育（eg）：腫瘍が膨張性に発育し，非癌部と
　　　　　　　　　　明確に境されている。
　浸潤性発育（ig）：偽被膜形成なく，周囲腎組織に
　　　　　　　　　　浸潤増殖している。

2 ▎腫瘍被膜（偽被膜）形成（fc）
　fc0：腫瘍周囲に明らかな結合織性被膜形成を認めない。
　fc1：腫瘍周囲に明らかな結合織性被膜形成を認める。

3 ▎腎内転移（im）
　個数，部位を付記する。
　im0：腎内転移を認めない。
　im1：腎内転移を認める。

4 ▎腎線維性被膜浸潤（rc-inf）
　rc-inf0：腎線維性被膜浸潤を認めない。
　rc-inf1：腎線維性被膜浸潤を認める。

5 ▎腎盂浸潤（rp-inf）
　rp-inf0：腎盂内への腫瘍の浸潤を認めない。
　rp-inf1：腎盂内への腫瘍の浸潤を認める。

6 ▎腎洞脂肪組織浸潤（s-inf）
　s-inf0：腎洞脂肪組織への浸潤を認めない。
　s-inf1：腎洞脂肪組織への浸潤を認める。

腎癌取扱い規約

病理組織学的 TNM 分類

　病理組織学的検索を行い，TNM 悪性腫瘍の分類改訂第 7 版（2009 年）に準じて，腫瘍の進展の程度を次のごとく表す[1,2]。

pT-原発腫瘍

pTX　原発腫瘍の評価が不可能
pT0　原発腫瘍を認めない
pT1　最大径が 7 cm 以下で，腎に限局する腫瘍
　pT1a　最大径が 4 cm 以下
　pT1b　最大径が 4 cm をこえるが 7 cm 以下
pT2　最大径が 7 cm をこえ，腎に限局する腫瘍
　pT2a　最大径が 7 cm をこえるが 10 cm 以下
　pT2b　最大径が 10 cm をこえ，腎に限局する
pT3　主静脈または腎周囲組織に進展するが，同側の副腎への進展がなく Gerota 筋膜をこえない腫瘍
　pT3a　肉眼的に腎静脈やその区域静脈（壁に筋組織を有する）に進展する腫瘍，または腎周囲および/または腎洞（腎盂周囲）脂肪組織に浸潤するが，Gerota 筋膜をこえない腫瘍
　pT3b　肉眼的に横隔膜下の大静脈内に進展する腫瘍
　pT3c　肉眼的に横隔膜上の大静脈内に進展，または大静脈壁に浸潤する腫瘍
pT4　Gerota 筋膜をこえて浸潤する腫瘍（同側副腎

へ連続的進展を含む）

pN-所属リンパ節
pNX　所属リンパ節転移の評価が不可能
pN0　所属リンパ節転移なし
pN1　1個の所属リンパ節転移
pN2　2個以上の所属リンパ節転移

pM-遠隔転移
pM0　遠隔転移なし
pM1　遠隔転移あり

G-組織学的グレード
GX　　　　分化度の評価が不可能
G1　　　　高分化
G2　　　　中分化
G3，G4　　低分化・未分化

Stage分類

StageⅠ	T1	N0	M0
StageⅡ	T2	N0	M0
StageⅢ	T3	N0	M0
	T1，T2，T3	N1	M0
StageⅣ	T4	Nに関係なく	M0
	Tに関係なく	N2	M0
	Tに関係なく	Nに関係なく	M1

腎癌取扱い規約

*pTNM 分類の変更について

『腎癌取扱い規約 第4版』作成後,UICC は pTNM 分類を一部変更した。現在「腎」については下記のように記述が変更されている。従来の「pN2」は削除された。

pN-所属リンパ節
　pNX 所属リンパ節転移の評価が不可能
　pN0 所属リンパ節転移なし
　pN1 所属リンパ節転移

〔UICC 日本委員会編『TNM 悪性腫瘍の分類 第7版 日本語版』第5刷 2012.7/10)〕

【文献】

1) UICC 日本委員会 TNM 委員会:TNM 悪性腫瘍の分類日本語版第7版. 金原出版, 2010.
2) Sobin LH, et al:TNM Classification of Malignant Tumours 7th edition. Wiley-Blackwell, 2009.

腎盂・尿管・膀胱癌取扱い規約

【第1版】

2011年 4月

抜粋

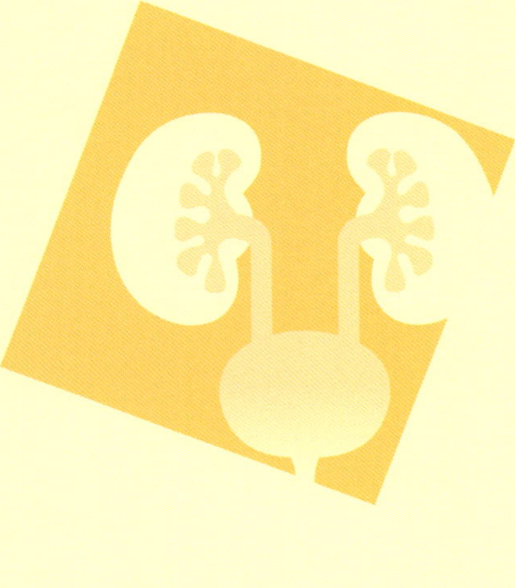

腎盂・尿管・膀胱癌取扱い規約

対 象

本規約の対象となるものは，原発性腎盂・尿管・膀胱癌および乳頭腫であり，尿道癌の取扱いに関しても一部記載した。

腎盂・尿管・膀胱癌取扱い規約

臨床的事項

内視鏡的所見

　所見の記載は内視鏡所見のみにより行い，摘出標本の肉眼的所見により補正しない。

内視鏡の方法・経路

1 検査方法
　上部尿路内視鏡検査・膀胱鏡検査，硬性鏡・軟性鏡，口径（　）Fr。
2 経路
　経尿道的・経腎瘻的・そのほか（回腸導管，尿管皮膚瘻など）。
3 施行せず

腫瘍の形態

　腫瘍の内視鏡的所見を腫瘍の表面的性状により乳頭型，結節型，平坦型および潰瘍型に大別し，腫瘍基部にくびれを有するものを有茎性とし，これを認めない腫瘍を広基性とする。腫瘍の表面の性状と茎の有無とにより分類する。同程度の場合には結節型として取扱う。

【腫瘍の性状】
1 乳頭型（papillary）

腎盂・尿管・膀胱癌取扱い規約

①有茎性(pedunculated)

腫瘍の直径よりも明らかに細い茎を有する有茎性腫瘍である。同時に表面は比較的規則正しく分岐したシダ状ないしは絨毛状を呈するもの，また桑ないし苺の実の表面に似た細顆粒状を呈するもの，さらにシダ状などと異なり不規則な凹凸がみられ，表面が粗い感じにみえるものもすべてこの分類に入れる。ただし，いかに有茎性であっても表面の平滑なものは次の結節型，有茎性に分類する。

②広基性(sessile)

広基性の腫瘍で，表面の性状は①の場合とまったく同様の所見を示すものをこの分類に入れる。

2 結節型 (nodular type)

①有茎性(pedunculated)

明らかに有茎性であるが，表面が平滑で明らかに絨毛突起構造を欠くものである。特に多少の凹凸がみられることもあるが，粘膜に覆われているごとくみえる場合はこの分類に入れる。inverted papilloma はこの形態を示す。

②広基性(sessile)

広基性の腫瘍で，膀胱内腔への突出程度や表面の性状はいろいろであるが，明らかな絨毛状構造を欠くものはすべてこの分類に入れる。

3 平坦型 (flat type)

腫瘍は平坦で膀胱内腔への突出がほとんど認められないものをこの分類に入れる。

4 潰瘍型 (ulcerated type)

腫瘍は平坦で中央部に陥没を伴う潰瘍状の形態を示す。

腎盂・尿管・膀胱癌取扱い規約

5 ■ **混合型**（mixed type）
　上記のタイプが混合している場合。
6 ■ **不詳**（unknown）
　①視野不良
　②判別困難
7 ■ **そのほか**（miscellaneous）
8 ■ **観察せず**（not observed）

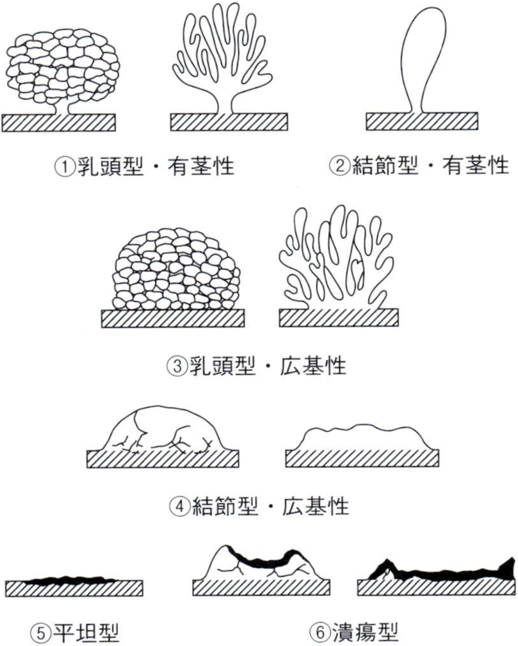

①乳頭型・有茎性　　②結節型・有茎性

③乳頭型・広基性

④結節型・広基性

⑤平坦型　　⑥潰瘍型

腫瘍の形態

所属リンパ節転移所見記載法

診断法

CT, MRI, US などの診断方法を記載する。

所見記載法

1 腎盂・尿管癌に対する解剖学的所属リンパ節
1) 腹部大動脈周囲リンパ節

　a2 群および b1 群（右腎門部リンパ節, 左腎門部リンパ節），b2 群（図 1, 図 2）[1]
　①この中で a2 および b1 群については，腹腔動脈根部から下腸間膜動脈根部までの高さで大動脈中央より右側あるいは左側の大動脈周囲のリンパ節はそれぞれ，右腎門部，左腎門部リンパ節と定義されている。
　②b1 および b2 群は，大動脈外側，大動脈前，大動脈後，大動静脈間，大静脈外側，大静脈前，大静脈後に分けられる。

2) 骨盤内, 鼠径部リンパ節（図 1〜図 4）[1]
　①大動脈分岐部，正中仙骨，外側仙骨，総腸骨，外腸骨，大腿上，下腹（内腸骨），閉鎖，浅鼠径，深鼠径リンパ節に分類されるが，外腸骨，内腸骨，閉鎖，総腸骨リンパ節を所属リンパ節転移と定義する。

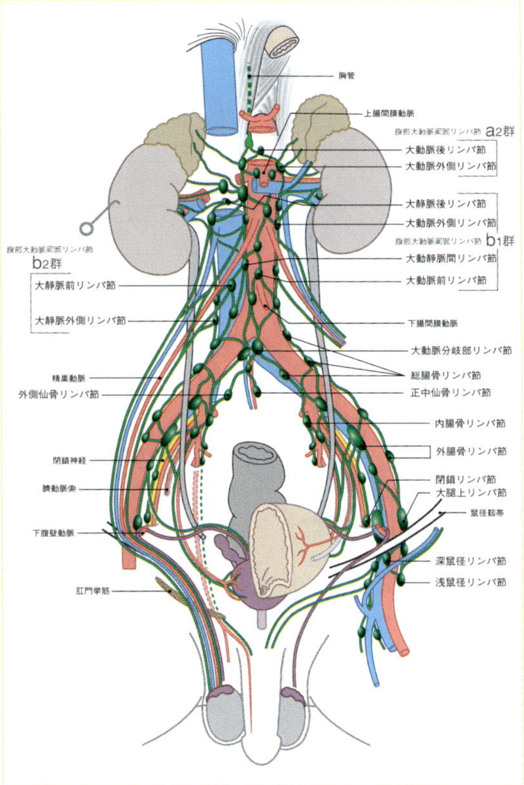

腎盂・尿管・膀胱癌取扱い規約

図1 泌尿生殖器のリンパ節（男）
（佐藤達夫原図，文献[1] p33 図17 より転載）

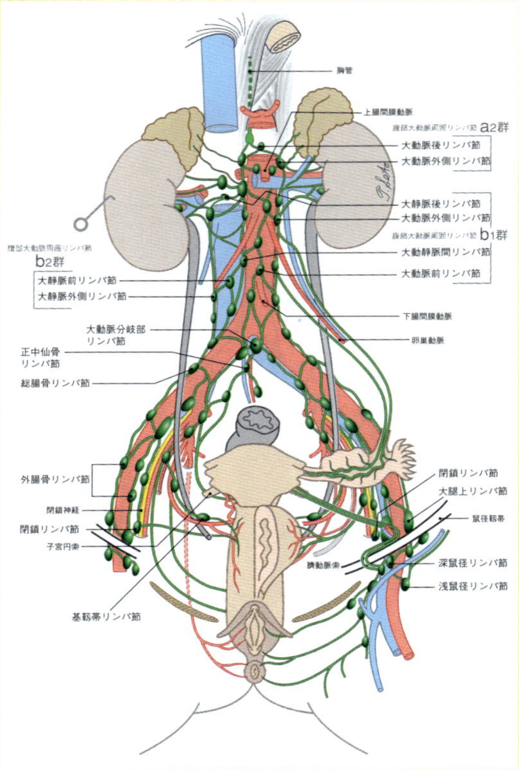

腎盂・尿管・膀胱癌取扱い規約

図 2　泌尿生殖器のリンパ節（女）
(佐藤達夫原図，文献[1] p35 図 19 より転載)

付記　UICC 第 7 版[2]（ICD-O C65, C66）の記載では，所属リンパ節は以下の領域とされている

腎盂・尿管・膀胱癌取扱い規約

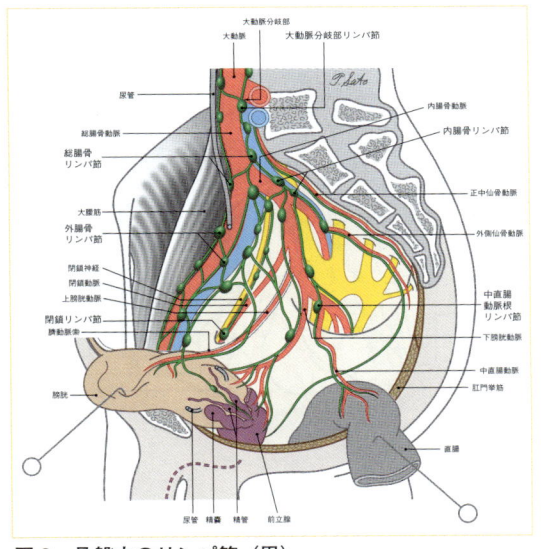

図3 骨盤内のリンパ節（男）
（佐藤達夫原図，文献[1] p34 図18より転載）

> **腎盂癌** 腎門部，傍大静脈，大動脈，後腹膜領域のみ
>
> **尿管癌** 腎門部，総腸骨，下腹（内腸骨），外腸骨，傍大静脈，傍尿管，骨盤内のみ

2 膀胱癌に対する解剖学的所属リンパ節

骨盤内，鼠径リンパ節のうち，外腸骨，下腹（内腸骨），閉鎖，総腸骨，正中仙骨，仙骨外側リンパ節を所属リンパ節と定義する（図1～図4）[1]。

腎盂・尿管・膀胱癌取扱い規約

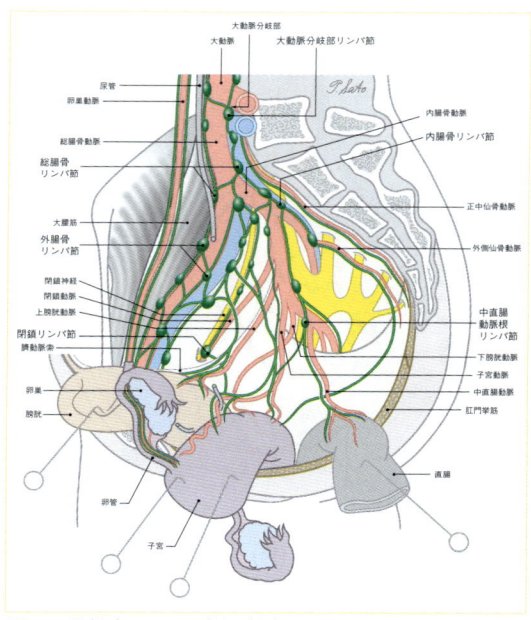

図4 骨盤内のリンパ節（女）
（佐藤達夫原図，文献[1] p36 図20 より転載）

付記 UICC 第7版[2]（ICD-O C65, C66）の記載では，所属リンパ節は以下の領域とされている。総腸骨リンパ節は，二次所属リンパ節ではあるが所属リンパ節とされている。

  一次所属リンパ節 下腹（内腸骨），閉鎖，外腸骨，傍膀胱，仙骨（外側，仙骨峰角），前仙骨
  二次所属リンパ節 総腸骨

腎盂・尿管・膀胱癌取扱い規約

【文献】
1) 日本癌治療学会編：日本癌治療学会リンパ節規約，金原出版，2002
2) UICC 日本委員会編：TNM 悪性腫瘍の分類第 7 版，金原出版，2010

TNM 分類（腎盂・尿管癌）

腎盂・尿管（ICD-O C65, C66）第 7 版（2009年）[1]による。腎盂・尿管癌の TNM 分類については，特に変更点はない。

分類規約

本分類は癌のみに適用する。乳頭腫は除外する。組織学的または細胞学的確証を得ることが望ましいが，自然尿細胞診や，尿管カテーテル法の洗浄尿，ブラッシング尿で陽性の所見が得られなくても，画像所見で強く癌の存在が疑われる場合は，本規約に準じて TNM 分類を行ってもよい。

以下は，T，N，M 各分類評価のための診断法である。

T 分類：身体的検査，画像診断，内視鏡検査
N 分類：身体的検査，画像診断
M 分類：身体的検査，画像診断

所属リンパ節

所属リンパ節は腎門部，腹部傍大動脈と傍大静脈リンパ節である。尿管については，骨盤内リンパ節を加える。同側か対側かは N 分類に影響しない。なお，所

101

腎盂・尿管・膀胱癌取扱い規約

属リンパ節の詳細については，所属リンパ節転移所見記載法（p96）を参照。

TNM 臨床分類

原発腫瘍の壁内深達度

　尿細胞診のみ陽性で画像所見に異常のないものはTis に分類する。

- TX　原発腫瘍の評価が不可能
- T0　原発腫瘍を認めない
- Ta　乳頭状非浸潤癌
- Tis　上皮内癌（CIS）
- T1　上皮下結合組織に浸潤する腫瘍
- T2　筋層に浸潤する腫瘍
- T3　腎盂：筋層をこえて腎盂周囲脂肪組織または腎実質に浸潤
    　尿管：筋層をこえて尿管周囲脂肪組織に浸潤
- T4　隣接臓器または腎実質をこえて腎周囲脂肪組織に浸潤

N-所属リンパ節

- NX　所属リンパ節が評価されていないとき
- N0　所属リンパ節転移なし
- N1　最大径が2cm 以下の1個のリンパ節転移
- N2　最大径が2cm をこえるが，5cm 以下の1個のリンパ節転移，または最大径が5cm 以下の多発性リンパ節転移
- N3　最大径が5cm をこえる所属リンパ節転移

腎盂・尿管・膀胱癌取扱い規約

M−遠隔転移
　M0　遠隔転移なし
　M1　遠隔転移あり
　　M1 は下記の表示法によりさらに詳しく記載できる。
　　肺　PUL　　　　骨髄　MAR
　　骨　OSS　　　　胸膜　PLE
　　肝　HEP　　　　腹膜　PER
　　脳　BRA　　　　副腎　ADR
　　リンパ節　LYM　皮膚　SKI
　　ほか　OTH

各種臨床検査で M1 と判定されたときは，その部位と診断法を付記しておく（例：肺―胸部 X 線，脊椎―X 線，骨シンチグラフィー）。

M1 はさらに以下のように細分することが望ましい。

生化学的検査などにより部位不明であるが血行性転移ありと推定される場合：M1-a

触診，X 線検査，各種シンチグラフィー，CT などにより部位が明らかにされており，
　　単一臓器（臓器名）に 1 個の転移巣：M1-b
　　単一臓器（臓器名）に多発性転移巣：M1-c
　　数個の臓器（臓器名）に転移巣　　：M1-d

要約
　Ta　乳頭状非浸潤癌
　Tis　上皮内癌
　T1　上皮下結合組織
　T2　筋層
　T3　筋層をこえる

腎盂・尿管・膀胱癌取扱い規約

T4　隣接臓器，腎周囲脂肪組織
N1　1個≦2cm
N2　1個＞2cmかつ≦5cm，多発性≦5cm
N3　＞5cm

TNM臨床病期分類（Stage grouping）

臨床病期分類	T分類	N分類	M分類
Stage 0a	Ta	N0	M0
Stage 0is	Tis	N0	M0
Stage Ⅰ	T1	N0	M0
Stage Ⅱ	T2	N0	M0
Stage Ⅲ	T3	N0	M0
Stage Ⅳ	T4	N0	M0
	Tに関係なく	N1, N2, N3	M0
	Tに関係なく	Nに関係なく	M1

TNM分類（膀胱癌）

膀胱（ICD-O　C67）第7版（2009年）[1,2]（参考：AJCC　Cancer Staging Manual Seventh Edition）による。

【変更点の要約】
原発巣：膀胱癌から直接前立腺間質に浸潤したものをT4と定義する。前立腺部尿道表在性浸潤（非間質浸潤）および前立腺腺管内進展はT4とはしない。
リンパ節：
・総腸骨リンパ節を所属リンパ節の二次リンパ節

> とし，遠隔転移とはしない。
> ・N分類が変更された。
>   N1：一次所属リンパ節への1個の転移
>   N2：一次所属リンパ節への複数の転移
>   N3：二次所属リンパ節（総腸骨リンパ節）への転移

分類規約

本分類は癌にのみ適用する。乳頭腫は除外される。組織学的，細胞学的な確証があることが望ましいが，組織学的確証がなく，細胞診により陽性所見が得られなくても，内視鏡的に強く癌が疑われる場合は，本規約に準じてTNM分類を行ってもよい。

以下は，T，N，M各分類評価のための診断法である。

T分類：身体的検査，画像診断，内視鏡検査
N分類：身体的検査，画像診断
M分類：身体的検査，画像診断

所属リンパ節

TNM悪性腫瘍の分類第7版（2009）では，所属リンパ節は，真の骨盤内リンパ節（総腸骨動脈分岐部以下の小骨盤腔リンパ節）に加えて，総腸骨動脈周囲のリンパ節を含むとしている。同側か対側かはN分類に影響しない。また，所属リンパ節以外のリンパ節転移はN分類に影響しない（M1とする）。なお，所属リンパ節の詳細については，所属リンパ節転移所見記載法（p96）を参照。

腎盂・尿管・膀胱癌取扱い規約

TNM 臨床分類

T-原発腫瘍の壁内深達度
- TX 原発腫瘍の評価が不可能
- T0 原発腫瘍を認めない
- Ta 乳頭状非浸潤癌
- Tis 上皮内癌（CIS）"flat tumour"
- T1 上皮下結合組織に浸潤する腫瘍
- T2 筋層に浸潤する腫瘍
  - T2a 浅筋層に浸潤する腫瘍（内側1/2）
  - T2b 深筋層に浸潤する腫瘍（外側1/2）
- T3 膀胱周囲脂肪組織に浸潤する腫瘍
  - T3a 顕微鏡的
  - T3b 肉眼的（膀胱外の腫瘤）
- T4 次のいずれかに浸潤する腫瘍：前立腺間質，精嚢，子宮，腟，骨盤壁，腹壁
  - T4a 前立腺間質，精嚢，または子宮または腟に浸潤する腫瘍
  - T4b 骨盤壁，または腹壁に浸潤する腫瘍

　多発性腫瘍を表すには該当する深達度に接尾辞(m)を付け加える。（例 T2m）
　上皮内癌が随伴するときには該当する深達度に接尾辞（is）を付け加えてもよい（例 T1is）。
　上皮内癌および（または）表在性癌が前立腺部尿道に進展するが前立腺間質に浸潤しないときにはT4とせず該当する深達度に接尾辞（pu）を付け加える（例T1pu）。
　上皮内癌が前立腺腺管内に進展するときにはT4と

腎盂・尿管・膀胱癌取扱い規約

せず該当する深達度に接尾辞（pd）を付け加える（例T2pd）。

上皮内癌および表在性癌が膀胱癌に連続して尿管に進展するときにはT4とせず該当する深達度に接尾辞（u）を付け加える（例T3u）。

> 追記 上記のis, pu, pd, uの診断のためには，TURBT, TURBT時のランダム生検，前立腺部尿道の生検，2nd TURBT（re-TURBT）などによる病理組織学的診断が必要である。なお，pu, pd, uについてはUICCのTNM悪性腫瘍の分類（第7版）には記載が無いが，T4を明確にするために本規約では追記した。
> ＊膀胱癌が連続して尿道および前立腺に進展する場合は膀胱癌として扱うが，非連続的に前立腺部尿道に腫瘍を認める場合は，尿道癌として別に登録する。

N-所属リンパ節

- NX 所属リンパ節の評価が不可能
- N0 所属リンパ節転移なし
- N1 小骨盤内の1個のリンパ節（下腹，閉鎖リンパ節，外腸骨および前仙骨リンパ節）への転移
- N2 小骨盤内の多発性リンパ節（下腹，閉鎖リンパ節，外腸骨および前仙骨）転移
- N3 総腸骨リンパ節転移

M-遠隔転移

- M0 遠隔転移なし
- M1 遠隔転移あり

腎盂・尿管・膀胱癌取扱い規約

M1 は下記の表示法によりさらに詳しく記載できる。

肺	PUL	骨髄	MAR
骨	OSS	胸膜	PLE
肝	HEP	腹膜	PER
脳	BRA	副腎	ADR
リンパ節	LYM	皮膚	SKI
ほか	OTH		

各種臨床検査でMと判定されたときは，その部位と診断法を付記しておく（例：肺—胸部X線，脊椎—X線，骨シンチグラフィー）。

M1 はさらに以下のように細分することが望ましい。

生化学的検査などにより部位不明であるが血行性転移ありと推定される場合：M1-a

触診，X線検査，各種シンチグラフィー，CTなどにより部位が明らかにされており，

単一臓器（臓器名）に1個の転移巣：M1-b
単一臓器（臓器名）に多発性転移巣：M1-c
数個の臓器（臓器名）に転移巣　　：M1-d

要約
- Ta　乳頭状非浸潤癌
- Tis　上皮内癌 "flat tumour"
- T1　上皮下結合組織
- T2　筋層
  - T2a　内側 1/2
  - T2b　外側 1/2
- T3　筋層をこえる

腎盂・尿管・膀胱癌取扱い規約

T3a 顕微鏡的
T3b 膀胱外の腫瘤
T4 前立腺，子宮，膣，骨盤壁，腹壁のいずれか
T4a 前立腺，子宮，膣
T4b 骨盤壁，腹壁
N1 1回
N2 多発性
N3 総腸骨

TNM 臨床病期分類（Stage grouping）

臨床病期分類	T 分類	N 分類	M 分類
Stage 0a	Ta	N0	M0
Stage 0is	Tis	N0	M0
Stage Ⅰ	T1	N0	M0
Stage Ⅱ	T2a	N0	M0
	T2b	N0	M0
Stage Ⅲ	T3a	N0	M0
	T3b	N0	M0
	T4a	N0	M0
Stage Ⅳ	T4b	N0	M0
	Tに関係なく	N1, N2, N3	M0
	Tに関係なく	Nに関係なく	M1

リスク評価

正確な診断およびリスク評価のためには，以下の検査および処置が推奨される[1]。
1) CIS の随伴が疑われる場合は TURBT 時にランダム生検が推奨される。
2) 腫瘍が三角部や膀胱頸部にある場合，多発腫瘍の

腎盂・尿管・膀胱癌取扱い規約

場合などでは,前立腺部尿道の生検が推奨される。
3) 初回TURBTでの病理組織所見がT1 high grade症例,あるいは切除切片に筋層成分が含まれていない場合,2nd TURBT (re-TURBT) が推奨される。

> 付記　筋層非浸潤癌の治療指針を決定するために,EAUおよびNCCNのガイドラインにリスク分類がある。筋層非浸潤性膀胱癌ではリスクに応じた治療法が推奨されている。EAUのガイドラインでは,腫瘍数,腫瘍サイズ,再発歴,T因子,併発CIS,異型度によりスコア化される(文献[3] p14参照)。NCCNのガイドラインでは,T因子と異型度に基づく。『膀胱癌診療ガイドライン』でも,便宜上のリスク分類が記載され,低リスクは初発・単発・3 cm未満・Ta・低異型度・併発CISなし,高リスクはT1・高異型度,あるいはCIS(併発CIS含む),多発性,再発性などがある(文献[3] p15参照)。

【文献】

1) UICC日本委員会TNM委員会:TNM悪性腫瘍の分類日本語版第7版. 金原出版, 2010.
2) Sobin LH, et al:TNM Classification of Malignant Tumours 7th edition. Wiley-Blackwell, 2009.
3) 日本泌尿器科学会編:膀胱癌診療ガイドライン2009年版. 医学図書出版, 2009.

腎盂・尿管・膀胱癌取扱い規約

病理学的事項

全摘標本の切り開き方

腎臓・尿管

　腎臓摘出を伴う場合は，図5のように尿管を長軸方向に切り開き，尿管から腎盂腔まで切開する．その際，尿管に腫瘍がある場合はできるだけ腫瘍を避けて開く．尿管または腎盂の腫瘍を認識した後，腎臓を最大割面方向に半割する．

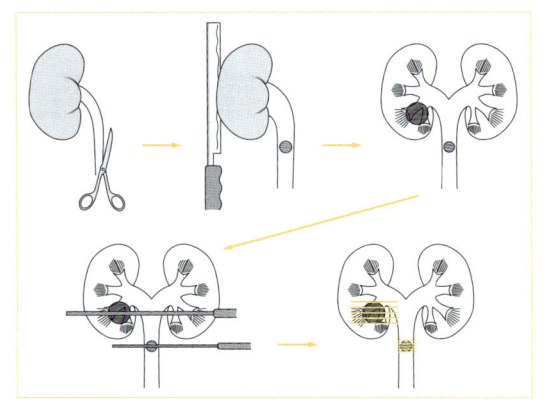

図5　腎臓・尿管の切り開き方と切り出し方

腎盂・尿管・膀胱癌取扱い規約

膀胱

　原則として図6のように尿道断端より尿道前壁,膀胱前壁を正中線に沿って頂部まで切り開く。次に左右の尿管に沿って尿管口とともに膀胱壁を切り開く。ただし病変部が切開部に存在する場合には,病変特にその中心部は避けて切り開くことが望ましい。このようにして開かれた膀胱の部位分画は図7のようになる。

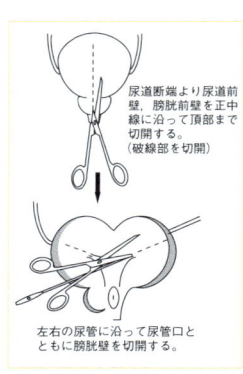

図6 膀胱の切り開き方

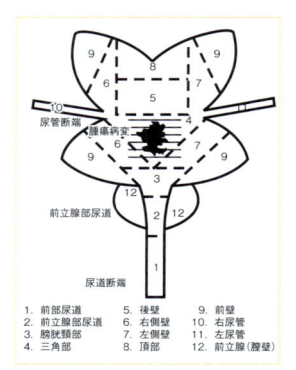

図7 膀胱全摘標本における各部位

1. 前部尿道
2. 前立腺部尿道
3. 膀胱頸部
4. 三角部
5. 後壁
6. 右側壁
7. 左側壁
8. 頂部
9. 前壁
10. 右尿管
11. 左尿管
12. 前立腺(腟部)

腫瘍の肉眼分類

　下記のように分類する(図8参照)[注1]。
　腫瘍の表面の形状と性状から,乳頭型,結節型,平坦型,潰瘍型に大別し,これらが混在するものを混合

腎盂・尿管・膀胱癌取扱い規約

型とする．また，乳頭型あるいは結節型の場合には腫瘍基部にくびれを有するものを有茎性とし，これを認めない腫瘍を広基性とする．なお，TURなどの治療後で，元の腫瘍の形状が不明の場合は分類不能とする．

1 乳頭型 (papillary type)

　　有茎性 (pedunculated)
　　広基性 (sessile)

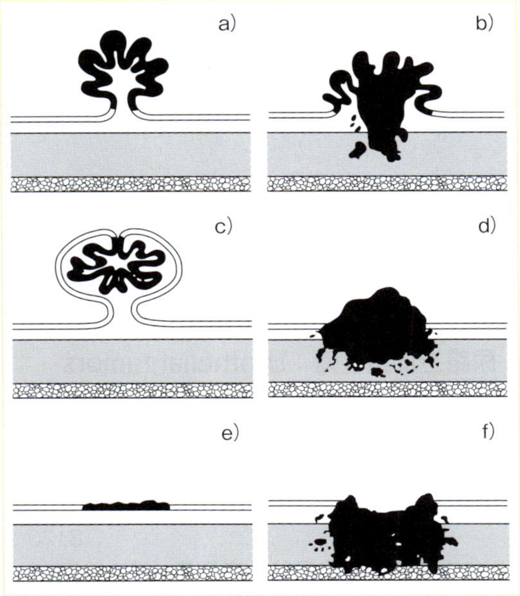

図8　腫瘍の肉眼分類（割面を含む）
a) 乳頭型（有茎性），b) 乳頭型（広基性），c) 結節型（有茎性），d) 結節型（広基性），e) 平坦型，f) 潰瘍型

腎盂・尿管・膀胱癌取扱い規約

2. **結節型（nodular type）**
    有茎性（pedunculated）
    広基性（sessile）
3. **平坦型（flat type）**
4. **潰瘍型（ulcerated type）**
5. **混合型（mixed type）**
6. **分類不能（indeterminate）**
    ▶注1 『腎盂・尿管癌取扱い規約第2版』および『膀胱癌取扱い規約第3版』では，非乳頭状とされていたものを英語の nodular type の和訳である結節型へ用語を変更した。また，新たに混合型を加えるとともに，語尾を"型"に統一した。

組織学的分類

腫瘍の組織構築と細胞の性状から次のように分類する。

尿路上皮系腫瘍：Urothelial tumors

1. **非浸潤性平坦状尿路上皮腫瘍（Non-invasive flat urothelial tumors）** ICD-O code
    ①尿路上皮異形成（Urothelial dysplasia）
    ②尿路上皮内癌（Urothelial carcinoma in situ）
    8120/2
2. **非浸潤性乳頭状尿路上皮腫瘍（Non-invasive papillary urothelial tumors）**
    ①尿路上皮乳頭腫（Urothelial papilloma）
    8120/0

腎盂・尿管・膀胱癌取扱い規約

　②内反性乳頭腫（Inverted urothelial papilloma） 8121/0
　③低異型度非浸潤性乳頭状尿路上皮癌
　　（Non-invasive papillary urothelial carcinoma, low grade） 8130/21
　④高異型度非浸潤性乳頭状尿路上皮癌
　　（Non-invasive papillary urothelial carcinoma, high grade） 8130/23
3 浸潤性尿路上皮癌（Invasive urothelial carcinoma） 8120/3
　特殊型：
　①扁平上皮への分化を伴う浸潤性尿路上皮癌
　　（Invasive urothelial carcinoma with squamous differentiation）
　②腺上皮への分化を伴う浸潤性尿路上皮癌
　　（Invasive urothelial carcinoma with glandular differentiation）
　③栄養膜細胞への分化を伴う浸潤性尿路上皮癌
　　（Invasive urothelial carcinoma with trophoblastic differentiation）
　④胞巣型（Nested variant）
　⑤微小囊胞型（Microcystic variant）
　⑥微小乳頭型（Micropapillary variant） 8131/3
　⑦リンパ上皮腫様型（Lymphoepithelioma-like variant） 8082/3
　⑧リンパ腫様型形質細胞様型（Lymphoma-like-Plasmacytoid variant）
　⑨肉腫様型（Sarcomatoid variant） 8122/3
　⑩巨細胞型（Giant cell variant） 8031/3

腎盂・尿管・膀胱癌取扱い規約

⑪明細胞型（Clear cell variant）
⑫脂肪細胞型（Lipid-cell variant）

扁平上皮系腫瘍：Squamous tumors

1. 扁平上皮乳頭腫（Squamous cell papilloma） 8050/0
2. 扁平上皮癌（Squamous cell carcinoma） 8070/3

特殊型：疣贅癌〔Verrucous (squamous cell) carcinoma〕 8051/3

腺系腫瘍：Glandular tumors

1. 腺腫（Adenoma） 8261/0
2. 腺癌（Adenocarcinoma） 8140/3
   ①腺癌 NOS（Adenocarcinoma, not otherwise specified）
   ②腸亜型（Enteric type）
   ③粘液亜型（Mucinous type） 8480/3
   ④印環細胞亜型（Signet ring cell type） 8490/3
   ⑤明細胞亜型（Clear cell type） 8310/3

尿膜管に関連する腫瘍

1. 尿膜管癌（Urachal carcinoma） 8010/3
2. そのほか

神経内分泌腫瘍：Neuroendocrine tumors

1. 傍神経節腫（Paraganglioma） 8680/1
2. カルチノイド（Carcinoid） 8240/3
3. 小細胞癌（Small cell carcinoma） 8041/3

腎盂・尿管・膀胱癌取扱い規約

4 そのほか

未分化癌：Undifferentiated carcinoma

8020/3

色素性腫瘍：Melanocytic tumors

1 母斑（Nevus）
2 悪性黒色腫（Malignant melanoma）　8720/3

間葉系腫瘍：Mesenchymal tumors

1 平滑筋腫（Leiomyoma）　8890/3
2 血管腫（Hemangioma）　9120/0
3 顆粒細胞腫（Granular cell tumor）
4 神経線維腫（Neurofibroma）
5 横紋筋肉腫（Rhabdomyosarcoma）　8900/3
6 平滑筋肉腫（Leiomyosarcoma）　8890/3
7 血管肉腫（Angiosarcoma）　9120/3
8 骨肉腫（Osteosarcoma）　9180/3
9 悪性線維性組織球腫（Malignant fibrous histiocytoma）　8830/3
10 そのほか

リンパ造血器系腫瘍：Hematopoietic and lymphoid tumors

1 悪性リンパ腫（Malignant lymphoma）
2 形質細胞腫（Plasmacytoma）　9731/3

そのほかの腫瘍：Miscellaneous tumors

腎盂・尿管・膀胱癌取扱い規約

転移性腫瘍および他臓器からの浸潤腫瘍：Metastatic tumors and tumors extending from other organs

異常上皮ないし腫瘍様病変：Tumor-like lesions

1. 尿路上皮過形成（Urothelial hyperplasia）
    ①平坦状尿路上皮過形成（Flat urothelial hyperplasia）
    ②乳頭状尿路上皮過形成（Papillary urothelial hyperplasia）
2. 扁平上皮化生（Squamous metaplasia）
3. 腸上皮化生（Intestinal metaplasia）
4. 増殖性膀胱炎（Proliferative cystitis）
    ①ブルン細胞巣（von Brunn's nests）
    ②腺性膀胱炎（Cystitis glandularis）
    ③嚢胞性膀胱炎（Cystitis cystica）
    ④乳頭状またはポリープ状膀胱炎（Papillary or polypoid cystitis）
5. 線維上皮性ポリープ（Fibroepithelial polyp）
6. 腎原性腺腫（化生）〔Nephrogenic adenoma (metaplasia)〕
7. 炎症性筋線維芽細胞腫瘍（Inflammatory myofibroblastic tumor）
8. マラコプラキア（Malakoplakia）
9. 子宮内膜症（Endometriosis）

参考　低悪性度乳頭状尿路上皮腫瘍 (Papillary urothelial neoplasm of low malignant potential；PUNLMP)

(ICD-O code：8130/1)

　1998年のISUP consensus meetingにおいて提唱されている概念である。定型的な乳頭腫に類似する乳頭状の尿路上皮腫瘍であり，細胞異型や構造異型がともに軽度な上皮成分と繊細な血管結合織間質からなる。増殖する上皮の厚さは均等ではない。乳頭状病変の癒合傾向が認められることが多い。表層細胞はほぼ全例に認められる。核分裂像はまれで，存在しても基底細胞層近傍のみに認められる。従来の分類の尿路（移行）上皮癌ではG1と診断されていたものの一部がこのカテゴリーに含まれる。PUNLMPは癌と診断されることによる患者の経済的不利益を回避する目的で考案された疾患概念であり，主として米国で使用されることが多い。PUNLMPはWHO分類（2004）では正式採用されている項目であるが，診断者間での一致性は乏しいことが指摘されている。また，PUNLMPは再発することが多く，低異型度非浸潤性乳頭状尿路上皮癌と区別する意義に疑問があるとの意見も少なくない。日本における医療状況では経済的効果も少ないと思われる。また，診断一致性の乏しさから医療機関間で混乱を招く可能性が高い。したがって，本取扱い規約ではPUNLMPは正式な診断項目として採用せず，低異型度乳頭状尿路上皮癌に包括する。ただし，診断名としてPUNLMPを併記することは妨げない。

組織学的異型度

　非浸潤性乳頭状尿路上皮癌における異型度評価では構造異型の評価が最も重要である。構造異型の評価は，表層細胞の消失，極性の乱れの程度（核の長軸が基底膜に垂直に配列する傾向の消失），核の分布密度の乱れ，成熟傾向の消失，尿路上皮の厚さ（厚さの不均等や正常尿路上皮をこえる厚さの出現）で判定する。これらの判定は中拡大で行う。

　細胞異型の程度はN/C比（核・細胞質比）の増大，核腫大，核の長短径比の減少，コーヒー豆様の核溝の消失，核縁不整，核クロマチンの増量，核クロマチンパターン（粗糙クロマチン），多数の核分裂像数，異型核分裂像の出現，胞体の濃染傾向などにより判定する。これらの判定は強拡大で行う。

　参考までに，正常の尿路上皮の組織所見を記す。正常尿路上皮の厚さはほぼ均一であり，最大6層程度である。表層では表層細胞（傘/被蓋細胞）を認める。通常，核分裂像は存在せず，存在しても基底膜近傍に限られる。正常尿路上皮細胞の核は紡錘形，核縁整であり，コーヒー豆様の核溝を認める。基本的に核の長軸は基底膜に垂直に配列している（尿路上皮の極性）。尿路上皮中間部では核はほぼ均等に分布する。基底部に比して，表層部の尿路上皮細胞は小型化する（成熟傾向）。核クロマチンは微細で，クロマチン量は血管内皮細胞の核と同程度である。通常，核小体は認められない。胞体は弱好酸性を示す。

　異型度評価の主な所見を右の表に記す。

腎盂・尿管・膀胱癌取扱い規約

表 正常尿路上皮，低異型度非浸潤性乳頭状尿路上皮癌および高異型度非浸潤性乳頭状尿路上皮癌の構造および細胞異型の所見

	所見	正常尿路上皮	非浸潤性乳頭状尿路上皮癌 低異型度	非浸潤性乳頭状尿路上皮癌 高異型度
構造異型	表層細胞の有無	存在	概ね存在	多くは消失
	核の極性	存在	概ね存在	消失
	核の分布	均等	概ね均等	不均等
	上皮成分の厚さ	一定	やや不均一	不均一
細胞異型	N/C比	低い	低い	高い
	核腫大	なし	軽度	高度
	核の長径/短径比減少	なし	軽度	高度
	核溝	存在	時に存在	消失
	核縁不整	なし	軽度	高度
	核クロマチンの増量	なし	軽度	高度
	核クロマチンパターン	微細	微細	粗糙
	核分裂像数	まれ	少数	多数
	異型核分裂像	なし	まれ	しばしば出現
	胞体の濃染傾向	なし	軽度	高度

▶注1 異型度の判定の際には，病変近傍の正常尿路上皮との比較が最も重要である。正常の尿路上皮成分が存在しない場合，核腫大，核クロマチンの増量に関しては正常リンパ球もしくは血管内皮細胞との比較が有用である。

▶注2 診断の基本は中拡大による病変部の評価である。中拡大にて構造異型が明らかでない症例は低異型度非浸潤性乳頭状尿路上皮癌，明らかな症例は高異型度非浸潤性乳頭状尿路上皮癌と診断する。強拡大にて，その判断の妥当性を検証する必要がある。通常は構造異型と細胞異型はほぼ並行関係にあるが，まれに乖離する症例

がある。その場合には総合的に異型度は高度と判定し、高異型度非浸潤性乳頭状尿路上皮癌に分類する。

▶注3 低異型度非浸潤性乳頭状尿路上皮癌および高異型度非浸潤性乳頭状尿路上皮癌ともに再発を生じることが多い。一般的に、低異型度非浸潤性乳頭状尿路上皮癌は浸潤性尿路上皮癌に進行しないのに対し、高異型度非浸潤性乳頭状尿路上皮癌は浸潤性尿路上皮癌に進行する確率が高い。したがって、両者を鑑別することは臨床病理学的に重要である。

▶注4 WHO分類（2004）では尿路上皮内癌の異型度分類は存在しないことから、今回の規約では尿路上皮内癌の異型度分類は対象外とした。

▶注5 浸潤性尿路上皮癌の多くの症例の細胞異型は高異型度である。まれに低異型度の浸潤性尿路上皮癌症例も存在する。基本的に浸潤性尿路上皮癌の異型度評価は浸潤部の細胞異型で評価する。なお、胞巣型を含め特殊型はすべて高異型度とする。旧取扱い規約に基づく異型度分類も付記する。

▶注6 時に低異型度尿路上皮癌病変と高異型度尿路上皮癌病変が併存する症例がある。その場合には高異型度尿路上皮癌として診断する。ただし、低異型度尿路上皮癌の存在を記載することは妨げない。

参考　組織学的異型度（旧規約分類）

これまでの取扱い規約分類では1973および1999年度版WHO分類に準拠した判定方法が用いられてきた。従来のデータベースと連続性を保つために、今回

腎盂・尿管・膀胱癌取扱い規約

の規約では以前の規約分類による細胞異型も併記することとした。

参考資料として『膀胱癌取扱い規約第3版』および『腎盂・尿管癌取扱い規約第2版』の要旨を書き出す。

①異型度（grading）は細胞異型および構造異型の両方の観点からつける。

②細胞異型度，構造異型度にそれぞれ3段階（1，2，3）を設け，それらのうち軽度異型を1，中等度異型を2，高度異型を3とする。細胞の異型とは正常細胞からの形態上の隔たりを意味し，核，細胞質の大きさ，両者の割合，核の形状および染色性，核分裂像，細胞の多形性などにより判断する。構造の異型とは細胞配列の乱れを意味し，乳頭状発育を示す場合，上皮層の厚さ，表層分化の程度，細胞極性の有無，浸潤部における胞巣の大きさ，形状などが判断の材料となる。

③以上の観点から次のように分類する。

G0：腫瘍細胞が何ら異型性を示さないもので，乳頭状に増殖した上皮の配列が6層以下のもの

G1：細胞異型度，構造異型度とも1のもの

G2：細胞異型度，構造異型度の少なくとも一方が2であるもの

G3：細胞異型度，構造異型度の少なくとも一方が3であるもの

GX：組織学的異型度の評価が不能なもの

④2つ以上の異なった異型度を示す腫瘍組織が混在する場合，それらの間の量的優位のいかんにかかわらず，最も異型度の強い部分を主診断として採

用する▶注1。
⑤2種以上の組織型が混在する場合，異型度を付記し得る組織型についてそれぞれ異型度をつけることが望ましい。

▶注1　そのほかの異型度やそれらとの量的関係については別に記載する。その方法として，認められるすべての異型度を列記し，かつそれらの間の優勢度を示しておく。表現にあたっては次のような記号を用いる。
＞：ある異型度を示す範囲がほかに比して優位である場合。
≫：ある異型度を示す範囲がほかに比して著しく優位である場合。
＝：ほぼ同量の場合。
たとえば同一腫瘍内にG2とG3が混在し，G2が優位，あるいは著しく優位である場合，G3（G2＞G3）あるいはG3（G2≫G3）とする。そのほか，G3（G2≫G1＞G3），G3（G2＞G1＝G3）などと記載する。

組織学的深達度＝pT分類

UICCのTNM悪性腫瘍の分類改訂第7版（2009年）に準じる。旧取扱い規約と比べて腎盂・尿管癌のT分類には変更がないが，膀胱癌のT分類には若干の変更が認められる（T4の「前立腺」が「前立腺間質，精嚢」に変更されている）。

腎盂・尿管・膀胱癌取扱い規約

腎盂・尿管癌の pT 分類

- pTX 原発腫瘍の評価が不可能
- pT0 原発腫瘍を認めない
- pTa 乳頭状非浸潤癌
- pTis 上皮内癌
- pT1 粘膜上皮下結合織に浸潤する腫瘍
- pT2 筋層に浸潤する腫瘍
- pT3 （腎盂）筋層をこえて腎盂周囲脂肪組織または腎実質に浸潤する腫瘍 [注1]
（尿管）筋層をこえて尿管周囲脂肪組織に浸潤する腫瘍
- pT4 隣接臓器または腎臓をこえて腎周囲脂肪組織に浸潤する腫瘍

▶注1 腎盂癌では集合管もしくは尿細管内に腫瘍細胞が間質浸潤を伴わずに進展する症例がある。そのような症例では集合管もしくは尿細管内病変は上皮内癌成分と判定する。腎実質への浸潤を認めた場合のみ pT3 と診断する。

膀胱癌の pT 分類 [注2,3]

- pTx 原発腫瘍の評価が不可能
- pT0 原発腫瘍を認めない
- pTa 乳頭状非浸潤癌
- pTis 上皮内癌：いわゆる "flat tumor"
- pT1 粘膜上皮下結合織に浸潤する腫瘍
- pT2 筋層に浸潤する腫瘍
  - pT2a 浅筋層に浸潤する腫瘍（内側 1/2）
  - pT2b 深筋層に浸潤する腫瘍（外側 1/2）

腎盂・尿管・膀胱癌取扱い規約

pT3 　膀胱周囲組織に浸潤する腫瘍
  pT3a 　顕微鏡的
  pT3b 　肉眼的（膀胱外の腫瘤）
pT4 　次のいずれかに浸潤する腫瘍：前立腺間質，精囊，子宮，腟，骨盤壁，腹壁
  pT4a 　前立腺間質，精囊，または子宮または腟に浸潤する腫瘍
  pT4b 　骨盤壁，または腹壁に浸潤する腫瘍

▶注2　膀胱生検および経尿道的膀胱切除術検体で，明らかに最深部の状態が評価できる場合にはpT分類は判定可能である。最深部の状態が評価困難な症例では，pT分類は評価困難である。なお，second TURを行った場合，pT分類が評価可能となる症例もある。

【例】
膀胱生検
　深達度評価可能例：
　　・尿路上皮内癌症例はpTisと評価可能。
　深達度評価困難例：
　　・乳頭状尿路上皮癌症例では評価困難。ただし，検体中には浸潤成分が無いことを記載する。
　　・浸潤性病変は全て評価困難。ただし，浸潤性病変であることは必ず記載する。

TUR
　深達度評価可能例：
　　・非浸潤性乳頭状尿路上皮癌および尿路上皮内癌症例はpTaもしくはpTisと評価可能。
　　・腫瘍が粘膜固有層にわずかに浸潤し，固

腎盂・尿管・膀胱癌取扱い規約

有筋層には腫瘍浸潤を認めない症例はpT1と評価可能。

深達度評価困難例：

- 腫瘍が粘膜固有層に広範に浸潤していても，固有筋層成分が採取されていない症例は評価困難。腫瘍の粘膜固有層浸潤および固有筋層成分が採取されていないことを記載する。
- 腫瘍が固有筋層に浸潤する症例は評価困難。腫瘍が固有筋層に浸潤していることを記載する。

▶注3 膀胱癌のpT4aは直接腫瘍が膀胱壁もしくは膀胱周囲脂肪組織より尿道もしくは前立腺に浸潤する場合のみに適応される。粘膜上皮経由による尿道粘膜，前立腺の導管もしくは腺房への腫瘍細胞進展は上皮内癌と判定し，pT4aと診断しない。粘膜上皮経由にて尿道間質への腫瘍細胞浸潤，前立腺導管もしくは腺房から前立腺間質への腫瘍細胞浸潤を認めた場合，尿道癌の規定（p128参照）に基づいた腫瘍深達度を診断する。最終的な腫瘍深達度としては，膀胱と尿道とで最も進行した腫瘍深達度を採用する（例：膀胱での腫瘍深達度がpT3a，尿道での腫瘍深達度がpT2の場合，最終的な腫瘍深達度はpT3aとする）。

付記 術前に何らかの治療を行った際にはviableな残存腫瘍細胞の最深部を深達度（pT分類）の評価対象とする。その際には，後述する接頭辞yを付記する（例ypTNM）。

尿膜管癌に対するpT分類は存在しない。ほかに提唱されている分類法によるstagingは妨げ

腎盂・尿管・膀胱癌取扱い規約

ないが，使用した分類法を明示する必要がある。

参考　尿道癌，前立腺部の尿路上皮（移行上皮）癌のpT分類

pTX　原発腫瘍の評価が不可能
pT0　原発腫瘍を認めない

尿道（男性・女性）
- pTa　乳頭状非浸潤癌，ポリープ様非浸潤癌，または疣贅状非浸潤癌
- pTis　上皮内癌
- pT1　上皮下結合組織に浸潤する腫瘍
- pT2　次のいずれかに浸潤する腫瘍：尿道海綿体，前立腺，尿道周囲筋層
- pT3　次のいずれかに浸潤する腫瘍：陰茎海綿体，前立腺被膜外，膀胱頸部（前立腺外への進展）
- pT4　そのほかの隣接臓器に浸潤する腫瘍（膀胱への浸潤）

前立腺部の尿路上皮（移行上皮）癌
- pTis pu　上皮内癌（前立腺部尿道侵襲）
- pTis pd　上皮内癌（前立腺腺管侵襲）
- pT1　上皮下結合組織に浸潤する腫瘍（前立腺部尿道の腫瘍のみ）
- pT2　次のいずれかに浸潤する腫瘍：前立腺間質，尿道海綿体，尿道周囲筋層
- pT3　次のいずれかに浸潤する腫瘍：陰茎海綿体，前立腺被膜外，膀胱頸部（前立腺外への進展）

腎盂・尿管・膀胱癌取扱い規約

pT4　そのほかの隣接臓器に浸潤する腫瘍（膀胱への浸潤）

【文献】
1) UICC 日本委員会 TNM 委員会：TNM 悪性腫瘍の分類　日本語版第7版. 金原出版, 2010.

切除標本断端の評価

左右尿管断端（rt：右，lt：左）▶注1

u-rt0 または u-lt0：尿管断端に癌を認めない
u-rt1 または u-lt1：尿管断端に浸潤癌を認める
u-rtis または u-ltis：尿管断端に非浸潤癌（上皮内癌を含む）のみを認める
u-rtx または u-ltx：尿管断端における癌の有無を決定できないもの

尿道断端 ▶注1

ur0：尿道断端に癌を認めない
ur1：尿道断端に浸潤癌を認める
uris：尿道断端に非浸潤癌（上皮内癌を含む）のみを認める
urx：尿道断端における癌の有無を決定できないもの

▶注1　今回の改訂では，切除標本断端における癌の有無は浸潤癌と非浸潤癌を区別して評価することとした。

剝離面断端（Resection margin）[注2]

RM0：剝離面断端に癌を認めない
RM1：剝離面断端に癌を認める
RMx：剝離面断端における癌の有無を決定できないもの

> 注2　剝離面断端陽性部位は必ず記載する。

精巣腫瘍取扱い規約

【第3版】

2005年 3月

抜粋

対　象

　本規約は原発性精巣腫瘍（性索／性腺間質腫瘍も含む）を対象とする。Extragonadal germ cell tumor に関しては p164 に「付：Extragonadal germ cell tumor の診断」として記載した。転移性精巣腫瘍，肉腫，悪性リンパ腫は除外する。

精巣腫瘍取扱い規約

臨床的事項

生化学的検査

必須項目（腫瘍マーカー：AFP, hCG）

精巣腫瘍の腫瘍マーカーとしては，糖蛋白であるα-胎児蛋白（Alpha-fetoprotein；AFP）とヒト絨毛性性腺刺激ホルモン（Human chorionic gonadotropin；hCG）がある。

これらは，精巣腫瘍の診断，治療効果判定，経過観察の不可欠の検査である。精巣摘除術前に必ず測定する。また，異常値が続く間は頻回に測定する必要がある。経過観察中は転移を認めなくても定期的な測定が必要である。

この項の検査に関しては測定方法と正常値を明記すること。

1 AFP について ▶注1

本検査は肝疾患でも異常値を示すことがあるので注意する。測定法と正常値を記載する。

2 hCG について ▶注2

測定法により検出される分画に差を認めるため，測定方法と正常値を記載する（図1）。特に，hCG測定用キット間には Luteinizing hormone（LH）などとの交叉反応性やα鎖，β鎖の特異性に差が認められる。

133

精巣腫瘍取扱い規約

S 分類および International germ cell consensus classification（IGCC 分類）のために，初診時（治療前）※には hCG（α・β鎖）（単位：mIU/ml）を測定する。Free β-hCG 分画測定キットは S 分類および IGCC 分類には使用できない。

hCG は Hypogonadism で高値を示す場合があるので注意する。

> ※精巣摘除後，ただちに測定が望ましい。p143 の S 分類の項および注 2 参照のこと。

▶注1 乳児は正常でも高値を示す場合があるので注意を要する。
AFP が異常値を示す肝疾患には，原発性肝癌，転移性肝癌，肝硬変，肝炎などがある。AFP 測定と同時に肝機能検査もあわせて行う。また，AFP-レクチン分画の測定を参考にする。AFP-L3 分画比は肝癌や精巣腫瘍で高値を示す。

▶注2 hCG が上昇する病態（精巣腫瘍，絨毛癌，胞状奇胎，妊娠など）では α-subunit と結合していない遊離の β-subunit（Free β-hCG）が血中に存在する。
hCG は α-subunit, β-subunit よりなる。α-subunit は Luteinizing hormone（LH），Follicle stimulating hormone（FSH）や Thyroid stimulating hormone（TSH）と構造が類似しており，従来の hCG 測定法では LH, FSH, TSH との交叉反応性の可能性があった。一方，β-subunit は各ホルモンともに相違している。hCG の β-subunit は 147 個のアミノ酸からなり，C 末端から 30 個のアミノ酸配列は特に特異性が高い。
hCG（α・β鎖）測定キットの中で，β-subunit

精巣腫瘍取扱い規約

キット名 (単位)	使用する抗体 一次抗体	使用する抗体 二次抗体	認識する分画 hCG (α・β鎖)	認識する分画 Free β subunit	備考
HCG (mIU/ml)	抗 hCG	抗 hCG	○	×	LH との交叉反応可能性あり
HCG (mIU/ml)	抗 β-subunit	抗 α-subunit または抗 hCG	○	×	LH との交叉反応低い
HCG-CTP* (mIU/ml)	抗 β-CTP	抗 hCG	○	×	LH との交叉反応低い
HCG-β (ng/ml)	抗 β-subunit	抗 β-subunit	○	○	Total β-hCG キット（IMx βhCG・ダイナパック™ など）
HCG-β (ng/ml)	抗 free β-subunit	抗 free β-subunit	×	○	Free β-hCG キット（ボールエルザ・F-βHCG・キット™ など）

*CTP: Carboxyl terminal peptide

135

精巣腫瘍取扱い規約

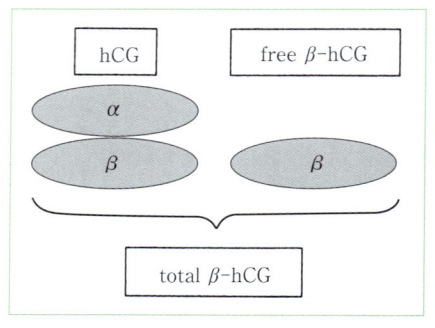

図1 血中でのhCGの存在様式と測定キット（模式図）

に対する抗体を使用しているものでは，LHなどとの交叉反応は低い。特に，hCG-CTPキットは一次抗体にβ-subunitのCarboxyl terminal peptide（CTP），すなわち123番から145番のアミノ酸を特異的に認識する抗体を使用しているため，LHなどとの交叉反応がきわめて低い。いずれも単位はmIU/mlである。

hCG-β分画測定キットには，Free β-hCGのみを測定するキットとα-subunitと結合しているβ-subunit（hCGとして存在する）とFree β-hCGの両者を併せて測定するキット（Total β-hCG）がある。単位はng/mlである（図1）。測定に際しては，その測定法を確認し正常値とともに記載する。同一の患者に対しては経過中同一の測定キットを用いることが望ましい。初診時（治療前）にはhCG（α・β鎖）を必ず測定し，その後はキットの特性を理解した上で適

宜経過を観察する。経過観察中に臨床所見と一致しない測定値の変動を認めた場合などは，測定キットの変更の有無を確認する。

【単位の換算について】

hCG（$\alpha \cdot \beta$ 鎖）70 μg = 650 IU（WHO 標準品 Coded 75/537）

濃度にすると 1 ng/ml = 約 10 mIU/ml（正確には 70 ng/ml = 650 mIU/ml）

hCG-β 70 μg = 70 IU（WHO 標準品 Coded 75/551）

濃度にすると 1 ng/ml = 1 mIU/ml

Total β-hCG は hCG（$\alpha \cdot \beta$ 鎖）と Free β-hCG の含まれる割合が不明であるので，換算はできない。

LDH について [注3]

乳酸脱水素酵素（Lactic dehydrogenase；LDH）は精巣腫瘍に特異的検査ではないが，陽性率は比較的高いうえ，腫瘍の消長とも比較的よく一致する。

LDH は他の悪性腫瘍でも陽性になるうえ，種々の臓器細胞の壊死ならびに細胞膜透過性亢進においても上昇がみられるので注意を要する。

▶注3 LDH は特異的腫瘍マーカーのないセミノーマに特に有用である。
LDH の上昇する他疾患のうち，代表的なものとしては，各種癌，白血病，心筋梗塞，肝炎，筋ジストロフィー，貧血などがあげられる。したがってこれらを鑑別する必要がある。また，LDH の Isoenzyme を測定するのもよい。LDH の Isoenzyme には LDH1-LDH5 があり，精巣腫瘍では LDH1, 2 が異常増加することが多い。

精巣腫瘍取扱い規約

腫瘍マーカーによる精巣腫瘍の診断意義

　精巣腫瘍マーカーは，組織診断はもとより，転移診断，治療効果判定にも有用である。

1 精巣摘除術前の診断価値 ▶注4

　陰嚢内腫瘍があり，AFP，hCG のいずれか，または両者が陽性ならば精巣胚細胞腫瘍の可能性は大である。

2 組織診断に対する価値 ▶注5

　AFP は胎児性癌，未熟奇形腫，卵黄嚢腫瘍，あるいはこれらの要素を含む混合組織型腫瘍で産生される。セミノーマおよび絨毛癌では産生されない。

　hCG は絨毛癌のすべて，セミノーマおよび胎児性癌の一部で産生される。

3 転移診断に対する価値 ▶注6

　精巣摘除術前に AFP，hCG のいずれか，または両者が高値であった症例では，腫瘍マーカーの推移を定期的に観察する。AFP の半減期は約5日，hCG の半減期は約24時間である。

4 治療効果判定に対する価値 ▶注7

　腫瘍マーカーは，腫瘍の消長とよく一致するので，治療効果判定の資料とする。

- ▶注4 　精巣腫瘍の診断にあたっては，AFP または hCG を分泌する他疾患の鑑別が必要である。精巣腫瘍でも腫瘍マーカーが陰性である症例も多いので，精巣腫瘍の確定診断は高位精巣摘除による組織診断でなされるべきであって，腫瘍マーカーはこれに代わるものではない。
- ▶注5 　セミノーマで hCG 陽性の場合は，大半は組織

内に Syncytiotrophoblastic cell（STC）が散在性に存在することによる。しかし，hCG の高値が持続する場合には絨毛癌の成分が存在する可能性に注意して，原発巣，転移巣の詳しい組織学的再検索が必要である。セミノーマではAFP は陰性である。したがって，セミノーマでAFP 陽性の場合は，非セミノーマの要素の存在につき原発巣，転移巣の詳しい組織学的再検索が必要である。また，たとえ組織学的に証明されなくても，AFP 陽性の他疾患を鑑別のうえ，非セミノーマとして取り扱う。

非セミノーマは，AFP，hCG のいずれか，または両者が陽性となる率はきわめて高い。絨毛癌はすべて hCG 陽性である。組織学的検索で絨毛癌は含まないとした非セミノーマで，hCG 陽性の場合は，STC や絨毛癌の要素の存在につき組織学的再検索が必要である。

▶注6　精巣摘出術後，半減期から計算して，正常化すべき日を越えても AFP，hCG のいずれか，または両者が異常値を示す場合は，転移があるものと考えて転移巣の検索を行う。

治療後の経過観察中に，AFP，hCG のいずれか，または両者が上昇した場合は再発と考えて転移巣の検索を行う。ただし，AFP および hCGが正常でも再発，転移はありうるので注意を要する。

治療前の腫瘍マーカーが高値であり，原発巣や転移巣に奇形腫の成分を含んでいた症例で，治療により腫瘍マーカーが正常化し，その後，正常値が持続しているにもかかわらず画像上で再発が認められた場合，再発腫瘍は成熟奇形腫

精巣腫瘍取扱い規約

である可能性がある。

- ▶注7 腫瘍マーカーが高値であった場合には，治療後の腫瘍マーカーの下降を理論的減衰曲線と比較し，治療効果予測の参考とする。腫瘍マーカーが理論的減衰曲線にしたがって下降する場合は，その治療は有効と考える。また，治療により腫瘍マーカーが正常化した場合は，その治療は有効と考える。腫瘍マーカーが異常値を示す場合は，残存腫瘍があるとして治療計画を立てる。

  化学療法による治療中に，腫瘍マーカーが正常化しないが上昇を認めない（異常高値で安定，あるいは漸減するが正常化しない）場合，囊胞状成熟奇形腫が残存し，その囊胞内容液中に腫瘍マーカーが高濃度に含まれており，血中腫瘍マーカーが正常化しない原因になっていることがある。

精巣腫瘍取扱い規約

画像診断

腹部大動脈リンパ節図

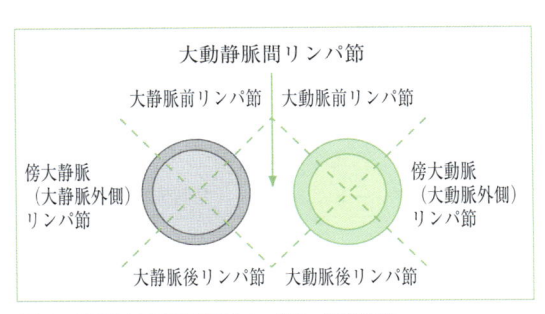

図2　腹部大動脈周囲リンパ節（横断面）

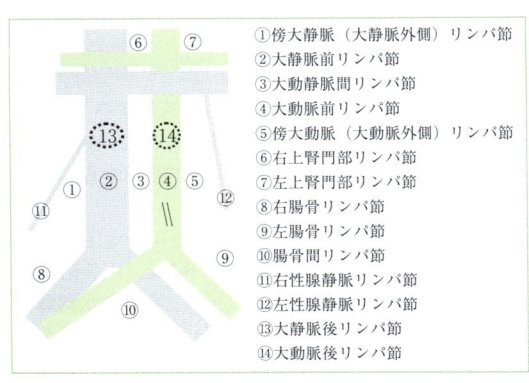

①傍大静脈（大静脈外側）リンパ節
②大静脈前リンパ節
③大動静脈間リンパ節
④大動脈前リンパ節
⑤傍大動脈（大動脈外側）リンパ節
⑥右上腎門部リンパ節
⑦左上腎門部リンパ節
⑧右腸骨リンパ節
⑨左腸骨リンパ節
⑩腸骨間リンパ節
⑪右性腺静脈リンパ節
⑫左性腺静脈リンパ節
⑬大静脈後リンパ節
⑭大動脈後リンパ節

図3　後腹膜リンパ節

141

精巣腫瘍取扱い規約

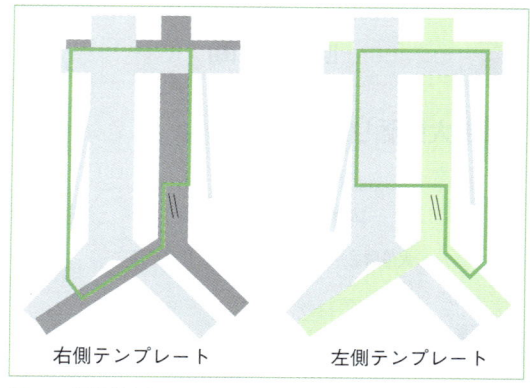

右側テンプレート　　　左側テンプレート

図4　郭清範囲

TNM 分類

分類規約

本分類は精巣の胚細胞腫瘍のみに適用する▶注1。症例の組織型による分類を可能にするために，組織学的確証がなければならない。病理組織学的分化度は適用しない。

本疾患においては，α胎児蛋白（Alphafetoprotein；AFP），ヒト絨毛性ゴナドトロピン（Human chorionic gonadotropin；hCG），乳酸脱水素酵素（Lactic dehydrogenase；LDH）を含む血清腫瘍マーカーの上昇が頻繁に認められる。病期分類は解剖学的な拡がりの判定と血清腫瘍マーカーの評価に基づ

精巣腫瘍取扱い規約

く。

以下はN, M, S各分類評価のための診断法である。
　N分類：身体的検査と画像診断
　M分類：身体的検査, 画像診断と生化学的検査
　S分類：血清腫瘍マーカー検査

病期分類は血清腫瘍マーカーの有無, ならびにその上昇の程度により亜分類する。血清腫瘍マーカーは精巣摘除後, ただちに検出する▶注2。上昇が確認されたならば, それを評価するため, 正常な減衰時間（AFPの半減期は約5日間, hCGの半減期は約24時間）に従い, 性腺摘除術後に連続して測定する。S分類は精巣摘除後のhCGおよびAFPの最低値に基づく。血清LDH値（半減期レベルではない）は転移を有する患者の予後を示し, 病期分類に加味する。

- ▶注1　UICC TNM分類は精巣の胚細胞腫瘍にのみ適応されるが, 性索/性腺間質細胞由来の腫瘍など他の精巣原発腫瘍についても本TNM分類に準じて記載することができる。また性腺外胚細胞腫瘍については, 原発巣である精巣から腫瘍が消退した場合（Burned-out tumor）の可能性もあり, T0あるいはTXとして本TNM分類に準じて記載することができる。
- ▶注2　減衰時間測定のための基点となる血清腫瘍マーカーは, 精巣摘除術施行日にできるだけ近接する時点で測定することが望ましい。

所属リンパ節

所属リンパ節は腹部傍大動脈リンパ節（腹部大動脈外側リンパ節）, 大動脈前リンパ節, 大動静脈間リンパ

精巣腫瘍取扱い規約

節，大静脈前リンパ節，傍大静脈リンパ節，大静脈後リンパ節，大動脈後リンパ節である。性腺静脈に沿ったリンパ節（性腺静脈リンパ節）は所属リンパ節である。同側か対側かはN分類では問わない。陰嚢または鼠径部の外科手術後の骨盤内リンパ節および鼠径部リンパ節は所属リンパ節である。

TNM 臨床分類

T-原発腫瘍 [注3]

分類上，根治的精巣摘除術を必須としない pTis および pT4 を除き，原発腫瘍の拡がりは根治的精巣摘除術後に分類する。精巣摘除術が行われなかった場合には TX の記号を用いる。

- T0　組織学的に瘢痕または原発腫瘍を認めない
- Tis　精細管内胚細胞腫瘍（上皮内癌）
- T1　脈管侵襲を伴わない精巣および精巣上体に限局する腫瘍。浸潤は白膜までで，鞘膜には浸潤していない腫瘍
- T2　脈管侵襲を伴う精巣および精巣上体に限局する腫瘍。また白膜をこえ，鞘膜に進展する腫瘍
- T3　脈管侵襲には関係なく，精索に浸潤する腫瘍
- T4　脈管侵襲には関係なく，陰嚢に浸潤する腫瘍

N-所属リンパ節 [注4]

- NX　所属リンパ節の評価が不可能
- N0　所属リンパ節転移なし
- N1　最大径が2cm以下の単発性または多発性リンパ節転移

精巣腫瘍取扱い規約

N2 最大径が2cmをこえ，5cm以下の単発性または多発性リンパ節転移
N3 最大径が5cmをこえるリンパ節転移

M-遠隔転移

MX 遠隔転移の評価が不可能
M0 遠隔転移なし
M1 遠隔転移あり
　M1a 所属リンパ節以外のリンパ節転移，または肺転移
　M1b リンパ節および肺以外の遠隔転移
　また，以下の記号を用い亜分類できる。この際，診断法も付記する。

肺	：PUL	骨髄	：MAR
骨	：OSS	胸膜	：PLE
肝	：HEP	皮膚	：SKI
脳	：BRA	眼	：EYE
リンパ節	：LYM	その他	：OTH

S-血清腫瘍マーカー ▶注5

SX 血清腫瘍マーカー検査が未実施または不明
S0 血清マーカーの値が正常範囲内
　LDH　　　　hCG（mIU/ml）
　AFP（ng/ml）
S1 <1.5×N　　　および<5,000 および<1,000
S2 1.5-10×N　　または5,000-50,000 または1,000-10,000
S3 >10×N　　　または>50,000

精巣腫瘍取扱い規約

　　　または＞10,000
　　　LDH検査のNは正常値の上限とする。

　TNM分類は一度決めたら変更してはならない。術前決めたTNMを術後に得た情報によって変更したりしない。判定が疑わしい場合は進展度の低い方に入れる。

▶注3 「TNM分類は，治療が決まるまでに得られた情報に基づいている。すなわち，臨床的な検索，X線検査，内視鏡検査およびそのほかの関連所見による。若干の部位では，切除操作前の外科的検索所見を補足的に利用できる」とされる。T分類における精巣は上記の若干の部位にあたる。原発腫瘍の進展度を臨床的に把握するのはむずかしく，治療であるはずの高位精巣摘除（生検とみなされる）をもって分類される。摘出標本をどこまで検索するかは記載されていないが，病理組織所見であるpTNM分類は当然区分せねばならず，あくまでも外科的検索所見，肉眼所見にとどめるべきである。

通常，ほかの臓器癌ではTの進展度と病期は予後と密接に関係する。すなわちT1とT4ではまったく予後を異にするし，T4からは，晩期癌，進行癌，手術不能などの印象を得る。しかし，精巣腫瘍ではこれに適合しない。原発腫瘍の解剖学的広がりであるT分類は生存率をそれほど左右するとはいえないし，手術の難易度にもあまり影響しない。この分類理念から当然ではあるが，精巣腫瘍のT分類は細分化されすぎたきらいがあり，既存の各種病期とは直結しない。しかしながら，病期Ⅰにおける再発の危

精巣腫瘍取扱い規約

険因子等になりうる可能性があり，特にその病理学的所見（pT）は重要である。
- ▶注4 縦隔リンパ節などの所属リンパ節以外のリンパ節はすべてM分類に規定され，M1aと定義されている。転移リンパ節の診断にはCT検査を用いる。手技の煩雑なリンパ管造影は転移巣診断には用いない。
- ▶注5 1997年に改訂されたTNM第5版以降，特に非セミノーマの疾患予後をより反映する血清マーカーをとりいれ，S分類（S0～S3）が規定された。

TNM 臨床病期分類

0期	: pTis	N0	M0	S0, SX
I期	: pT1-4	N0	M0	SX
IA期	: pT1	N0	M0	S0
IB期	: pT2-4	N0	M0	S0
IS期	: pT/TXに関係なく		N0	
	M0		S1-3	
II期	: pT/TXに関係なく		N1-3	
	M0		SX	
IIA期	: pT/TXに関係なく		N1	
	M0		S0, S1	
IIB期	: pT/TXに関係なく		N2	
	M0		S0, S1	
IIC期	: pT/TXに関係なく		N3	
	M0		S0, S1	
III期	: pT/TXに関係なく		Nに関係なく	
	M1, M1a		SX	

精巣腫瘍取扱い規約

ⅢA期：pT/TX に関係なく　　　N に関係なく
　　　　M1, M1a　　　　　　　S0, S1
ⅢB期：pT/TX に関係なく　　　N1-3
　　　　M0　　　　　　　　　　S2
　　　　pT/TX に関係なく　　　N に関係なく
　　　　M1, M1a　　　　　　　S2
ⅢC期：pT/TX に関係なく　　　N1-3
　　　　M0　　　　　　　　　　S3
　　　　pT/TX に関係なく　　　N に関係なく
　　　　M1, M1a　　　　　　　S3
　　　　pT/TX 関係になく　　　N に関係なく
　　　　M1b　　　　　　　　　S に関係なく

日本泌尿器科学会病期分類

1997年3月の本取扱い規約（第2版）で初めて提示された分類で，Boden-Gibb による3期を基本としながら，あくまでも実地の臨床に即していることを主眼とし，いたずらな細分化は極力避けている。すなわち，T 分類はどうであれ，陰嚢内にとどまる腫瘍は臨床的に差を見出しがたいことからすべてⅠ期とし，Ⅱ期は手術など治療の困難さを目安に A,B に分けている。Ⅲ期はリンパ行性，血行性転移を区別し，肺転移に関してはⅡ期と同様臨床的見地から二分している。

本分類の有用性に関し，いまだ大規模に検証された報告がないため，第3版においても第2版と同様にした。

　Ⅰ期：転移を認めず
　Ⅱ期：横隔膜以下のリンパ節にのみ転移を認める

ⅡA ：後腹膜転移巣が最大径５cm 未満の
　　　　もの
　　ⅡB ：後腹膜転移巣が最大径５cm 以上の
　　　　もの
Ⅲ期：遠隔転移
　　Ⅲ０ ：腫瘍マーカーが陽性であるが，転移
　　　　部位を確認し得ない
　　ⅢA ：縦隔または鎖骨上リンパ節（横隔膜以
　　　　上）に転移を認めるが，その他の遠隔
　　　　転移を認めない
　　ⅢB ：肺に遠隔転移を認める
　　　B1：いずれかの肺野で転移巣が４個以下
　　　　でかつ最大径が２cm 未満のもの
　　　B2：いずれかの肺野で転移巣が５個以上，
　　　　または最大径が２cm 以上のもの
　　ⅢC ：肺以外の臓器にも遠隔転移を認める

IGCC 分類（International germ cell consensus classification）[1]

　1997 年に提唱されたマーカー値を重視した分類法であり，予後をよく反映することより近年広く用いられている。本分類の hCG は活性をもつ完全な hCG（intact hCG）であり，特にこの値の取扱いに注意する必要がある。すなわち，hCG 値に換算できない Free-βhCG 値はこの分類に使用できない（腫瘍マーカーの項：p133 参照）。

精巣腫瘍取扱い規約

	非セミノーマ	セミノーマ
Good prognosis	精巣または後腹膜原発で、肺以外の臓器転移を認めない。以下の条件をみたす。すなわち、AFP<1,000 ng/ml、hCG<5,000 IU/L(1,000 ng/ml)で、しかも、LDH<1.5×正常上限値である。	原発巣は問わないが、肺以外の臓器転移を認めない。さらに、以下の条件をみたす。すなわち、腫瘍マーカーが、AFPは正常範囲であるが、hCGおよびLDHに関しては問わない。
Intermediate prognosis	精巣または後腹膜原発で、肺以外の臓器転移を認めない。以下の条件をみたす。すなわち、AFP≧1,000 ng/mlで≦10,000 ng/ml、または、hCG≦5,000 IU/Lで≦50,000 IU/L、LDH≧1.5×正常上限値で≦10×正常上限値である。	原発巣は問わないが、肺以外の臓器転移を認める。さらに、以下の条件をみたす。すなわち、腫瘍マーカーが、AFPは正常範囲であるが、hCGおよびLDHに関しては問わない。
Poor prognosis	縦隔原発、または肺以外の臓器転移を認めるか、あるいは腫瘍マーカーが以下の条件をみたす。すなわち、AFP>10,000 ng/ml、hCG>50,000 IU/L (10,000 ng/ml)、または、LDH>10×正常上限値である。	該当症例がない。

＊原則、単位がng/mlで表記される本邦のキットはFree-βhCGであり、IGCC分類には利用できない。(腫瘍マーカーの値は文献[1])では化学療法直前の値となっていることに注意)

150 ● 臨床的事項

精巣腫瘍取扱い規約

【文献】
1) International germ cell cancer collaborative group : International germ cell consensus classification : a prognostic factor-based staging system for metastatic germ cell cancers. J Clin Oncol 15 (2) : 594-603, 1997

化学療法

よく使用される多剤併用療法

①BEP 療法（BLM, VP-16, CDDP）
　Cisplatin　　　20 mg/m² i.v.（第 1-5 日）
　Etoposide　　100 mg/m² i.v.（第 1-5 日）
　Bleomycin　　30 mg i.v.（第 2, 9, 16 日）以上を 3 週毎

②VIP 療法（VP-16, IFM, CDDP）
　Cisplatin　　　20 mg/m² i.v.（第 1-5 日）
　Etoposide　　75 mg/m² i.v.（第 1-5 日）
　Ifosfamide　　1.2 g/m² i.v.（第 1-5 日）以上を 3 週毎

③VeIP 療法（VBL, IFM, CDDP）
　Cisplatin　　　20 mg/m² i.v.（第 1-5 日）
　Vinblastine　　0.11 mg/kg i.v.（第 1, 2 日）
　Ifosfamide　　1.2 g/m² i.v.（第 1-5 日）以上を 3 週毎

（TIP 療法については成書を参照のこと）

精巣腫瘍取扱い規約

病理学的事項

組織学的分類

胚細胞腫瘍 (Germ cell tumors)

ICD-O code

1. 精細管内悪性胚細胞 (Intratubular malignant germ cells) 9064/2
2. 単一型 (Tumors of one histological type, pure forms)
    - ①セミノーマ (Seminoma) 9061/3
        - 亜型：合胞性栄養膜細胞を伴うセミノーマ (Seminoma with syncytiotrophoblastic cells)
    - ②精母細胞性セミノーマ (Spermatocytic seminoma) 9063/3
        - 亜型：肉腫を伴う精母細胞性セミノーマ (Spermatocytic seminoma with sarcoma)
    - ③胎児性癌 (Embryonal carcinoma) 9070/3
    - ④卵黄嚢腫瘍 (Yolk sac tumor) 9071/3
    - ⑤多胎芽腫 (Polyembryoma) 9072/3
    - ⑥絨毛性腫瘍 (Trophoblastic tumors)
        - a) 絨毛癌 (Choriocarcinoma) 9100/3
        - b) 胎盤部栄養膜細胞性腫瘍 (Placental site

精巣腫瘍取扱い規約

  trophoblastic tumor)   9104/1
⑦奇形腫（Teratomas）
 a）成熟奇形腫（Mature teratoma）9080/0
  皮様嚢腫（Dermoid cyst） 9084/0
 b）未熟奇形腫（Immature teratoma）
            9080/3
 c）悪性部分を伴う奇形腫（Teratoma with malignant area） 9084/3
3 混合型（Tumors of more than one histological type, mixed forms） 9085/3

組織分類の説明

胚細胞腫瘍（Germ cell tumors）

1 精細管内悪性胚細胞（Intratubular malignant germ cells；ITMGC）

同義語：精細管内胚細胞腫瘍（Intratubular germ cell neoplasia, unclassified）
    精細管上皮内癌（Carcinoma in situ of seminiferous tubules）

　精細管内に留まる初期の段階の胚細胞腫瘍を指す。胚細胞に似た大型異型細胞が，基底膜上に散在性または一列に並ぶように出現する。免疫組織化学的に胎盤性アルカリフォスファターゼや c-kit 陽性を示す。精巣悪性胚細胞腫瘍の周囲の精細管にしばしば認められ，また，停留精巣の精細管や不妊男子の精細管などにまれに認められる。

精巣腫瘍取扱い規約

2 単一型（Tumors of one histological type, pure forms）

　胚細胞由来腫瘍はセミノーマ，精母細胞性セミノーマ，胎児性癌，卵黄嚢腫瘍，多胎芽腫，絨毛性腫瘍，奇形腫に分けられる。これら各腫瘍が，できるかぎり広汎に検索した範囲内で，純粋に単独で他組織型を含まないとき単一型に分類する。わずか小部分の他組織型要素が含まれていても予後は大きく異なることがあるのでその場合は複合組織型に分類する。たとえば大部分がセミノーマであっても，絨毛癌が小部分含まれているときは，混合組織型，セミノーマ＋絨毛癌と診断する。

①セミノーマ（Seminoma）
　同義語：精上皮腫

　精巣胚細胞腫瘍で最も多い組織型で，35〜50％を占める。軟らかい灰白色腫瘍で，大きなものでは分葉状で壊死傾向を認める。胚細胞に似た大型類円形で核小体の明瞭な円形核と淡明な細胞質を有し，細胞境界は明瞭である。核分裂像をしばしば認める[注1]。間質にはリンパ球浸潤，ときに肉芽腫反応をみる。細胞膜は免疫組織化学的に胎盤性アルカリフォスファターゼやc-kit陽性を示す。

　同一の腫瘍が，卵巣では未分化胚細胞腫（Dysgerminoma），頭蓋内その他では胚細胞腫（Germinoma）と呼ばれている。

　小児期にはまれである。50歳以上ではセミノーマの発生頻度は低くなり，悪性リンパ腫と鑑別すべきである。セミノーマの腫瘍細胞は，はるかに大型で，淡明な境界明瞭な胞体とクロマチンの粗い大型核を有す

精巣腫瘍取扱い規約

る。悪性リンパ腫の浸潤は精細管の間質を主とし，特に浸潤先端部で腫瘍中に残存する精細管を認める。

亜型：合胞性栄養膜細胞を伴うセミノーマ（Seminoma with syncytiotrophoblastic cells）

セミノーマの組織中にはときに絨毛癌の合胞性栄養膜細胞に類似した多核巨細胞が出現する。合胞性栄養膜細胞の部分にはしばしば出血を伴う。その細胞質は免疫組織化学的にhCG陽性を示す。合胞性栄養膜細胞の周囲に明らかな細胞性栄養膜細胞を伴わない限り，絨毛癌との混合型として取り扱ってはならない。術前の血中hCG値が軽度上昇しているときはこの亜型を疑う必要がある。合胞性栄養膜細胞は旧版の合胞体性巨細胞（Syncytiotrophoblastic giant cell；STGC）と同一である。

> ▶注1　第1版分類では，核分裂像が強拡大で1視野3個未満のものを定型的セミノーマ（Typical seminoma），3個以上のものを退形成性セミノーマ（Anaplastic seminoma）と亜分類していたが，両者には予後の点で有意差が認められないことから，第2版分類から特にこれを亜型としていない。

②精母細胞性セミノーマ（Spermatocytic seminoma）▶注2

肉眼的には浮腫を伴う充実性腫瘍を形成する。顕微鏡的には，3種類の細胞成分，すなわち小型のリンパ球様細胞，中等大の細胞および100μmほどの大型の細胞からなる。しばしば精細管内増殖像を呈する。大型の腫瘍細胞核はクロマチンが不規則に凝集し，微細顆粒状，あるいは細線維状ないし糸玉状を呈する。核

分裂像はしばしば認められる。腫瘍細胞の胞体は、やや好酸性でセミノーマと異なり、グリコーゲンを持たず、胎盤性アルカリフォスファターゼ陰性を示す。間質にはリンパ球浸潤や肉芽腫反応を示さない。ほかの胚細胞腫瘍成分との合併はない。セミノーマの好発年齢は30歳代であるが精母細胞性セミノーマは50歳以降に多い。精母細胞性セミノーマとセミノーマの鑑別点を表にまとめる。

亜型：肉腫を伴う精母細胞性セミノーマ
　　　（Spermatocytic seminoma with sarcoma）

精母細胞性セミノーマにはまれに肉腫（未分化肉腫、横紋筋肉腫など）を伴うことがある。肉腫成分が転移をすることがあるが、純粋な精母細胞性セミノーマは通常転移しない。

▶注2　第1版分類では、精母細胞性セミノーマはセミノーマの一亜型に分類されていたが、組織発生、臨床像いずれの観点からも全く異なる腫瘍であることが明らかとなっているので、第2版分類から独立した腫瘍として分類されている。

③胎児性癌（Embryonal carcinoma）
　同義語：胎児性癌、成人型（Embryonal carcinoma, adult type）

軟らかい灰白色充実性腫瘍であるが、広汎に出血および壊死を伴うことも少なくない。しばしば精巣上体や精索に浸潤している。

大型でクロマチンの少ない核小体の明瞭な核と未熟な明るい大きな胞体をもつ上皮細胞よりなり、管状（Tubular），乳頭状（Papillary），胞巣状（Alveolar）

精巣腫瘍取扱い規約

表 精母細胞性セミノーマとセミノーマの比較

		精母細胞性セミノーマ	セミノーマ
頻度（%）		2〜12	88〜98
年齢（歳）		50〜	20〜50
発生部位		精巣	精巣、卵巣、尾仙骨部、後腹膜、縦隔、松果体部
組織像	肉眼像	淡褐色、浮腫状、出血、壊死少ない	灰白色、しばしば壊死あり
	核	大・中・小の3種	均一
		細線維（糸玉）状クロマチン	クロマチン粗い
	胞体	やや好酸性	淡明
		グリコーゲンなし	グリコーゲン多い
	間質	乏しい	不定
		リンパ球浸潤、肉芽腫反応を欠く	リンパ球浸潤があり、ときに肉芽腫反応を認める

157

精巣腫瘍取扱い規約

あるいは充実性（Solid）の増殖形態を示す。脈管侵襲像を認めることが多い。

胎児性癌では充実性部分を除き，しばしば胞巣間に未分化な間葉系細胞よりなる粘液腫様あるいは疎な結合織様成分が認められる。しかし，これを奇形腫の間葉系成分と考えて混合型に分類してはならない。胎児性癌の充実性増殖部とセミノーマとの鑑別点として，前者は細胞境界が不鮮明であり，リンパ球浸潤や肉芽腫反応に乏しいことから区別できる。

④卵黄嚢腫瘍（Yolk sac tumor）

同義語：卵黄嚢癌（Yolk sac carcinoma），胎児性癌，幼児型（Embryonal carcinoma, infantile type），内胚葉洞腫瘍（Endodermal sinus tumor）

黄色調の充実性腫瘍で，小嚢胞を伴うことも多い。未熟な内皮様あるいは立方状細胞が乳頭状（Papillary），網状（Reticular），管状（Tubular），あるいは充実性（Solid）の増殖形態を示す。精巣では網状パターンの出現頻度が高い。乳頭状構造のうち，腎糸球体に類似した血管を軸とし，内外2層の上皮様細胞層よりなるものはSchiller-Duval bodyと呼ばれ，この腫瘍に特異的であるが，認められないこともある。管状構造のうち，8の字型のくびれを示すものは，Polyvesicular vitelline patternと呼ばれ，やはり特徴的構造である。胞体内にはときにエオジン好染性の硝子様小体（Hyaline body）がみられる。AFPは，免疫組織化学的に主として網状あるいは管状構造を呈する細胞に陽性を示す。

血中AFP上昇例で，組織検査上，卵黄嚢腫瘍成分

を認めにくいときは，免疫組織化学的にAFPの組織内局在の検討を行うとよい。あるいは，ホルマリン固定保存材料の再切り出しを行い，卵黄嚢腫瘍成分の発見につとめる必要がある。

　小児では単一型として卵黄嚢腫瘍をみることが多いが，成人では胎児性癌や奇形腫と合併する混合型が多く，単一型の場合はむしろ少ない。

⑤多胎芽腫（Polyembryoma）

　胚様体（Embryoid body），すなわち胎生2週目の胎芽に似た胚盤と卵黄嚢，羊膜腔様構造が，粘液腫様の未熟な間葉系組織や合胞性栄養膜細胞で囲まれて多数出現する腫瘍を指す。

　純粋な多胎芽腫はきわめてまれで，通常胎児性癌や奇形腫の中に胚様体を認めることが多い。従って単一型ではなく混合型胚細胞腫瘍と考える立場もある。

⑥絨毛性腫瘍（Trophoblastic tumors）

　"Trophoblast"の日本語は"栄養膜細胞"であり，"Chorion"の日本語名は"絨毛"であるので，"Trophoblastic tumor"に対する日本語名としては"栄養膜細胞腫瘍"が正しいが，従来より"絨毛性腫瘍"が使われることが多いので，ここでは慣習に従った。絨毛癌以外の絨毛性腫瘍として下記のPSTTのほかに，Monophasic choriocarcinomaも報告されている。

　a）絨毛癌（Choriocarcinoma）：いちじるしく出血性の腫瘍で，灰白色充実性部をみることは少ない。合胞性および細胞性栄養膜細胞類似の腫瘍細胞よりなり，前者は免疫組織化学的にhCG陽性である。

　　絨毛癌は単一型腫瘍であることはむしろまれで

159

あり，他の組織成分の中の出血部に絨毛癌成分をみることが多い。したがって出血部位を避けて組織片の切り出しをしてはならない。血中hCG上昇例で，組織検査上絨毛癌成分を認めにくいときは，ホルマリン固定保存材料，特にその出血部の再切り出しを行い上記成分の確認につとめるべきである。

b) **胎盤部栄養膜細胞性腫瘍（Placental site trophoblastic tumor；PSTT）**：子宮にみられる同名の腫瘍と類似した腫瘍が，精巣にも極めてまれに認められる。奇形腫に合併して出現することが多い。主として中間型栄養膜細胞（Intermediate trophoblast）への分化を示す，好酸性細胞質を持ち単核または多核の大型細胞の増殖からなる。免疫組織化学的に Human placental lactogen（hPL）と hCG が陽性を示す。

⑦**奇形腫（Teratomas）**

奇形腫は灰白色充実部とともに多房性の囊胞を形成することが多く，比較的硬く，出血や壊死を伴うことは少ない。異なった胚葉成分（内・中・外胚葉）のいくつかの組み合わせからなる腫瘍で，3つの亜型に分けられている。

a) **成熟奇形腫（Mature teratoma）**：成熟組織のみからなる腫瘍で，不完全ながら器官の一部を形成していることもある。予後は小児では良好であるが，成人では即断できない。限られた組織学的検索で悪性所見が得られなくとも，転移部位にほかの胚細胞腫瘍成分を認めることがまれならずある。皮様囊腫（Dermoid cyst）はここに含まれ

る。
- b) **未熟奇形腫**（Immature teratoma）：神経管，ロゼット形成をする上皮様成分，胎生期間葉系組織など，未成熟あるいは不完全に分化した組織を含む奇形腫を指す。成熟および未熟成分の両方を含んでいる場合は"未熟奇形腫"と診断する。小児では予後良好である。

  なお，小児腫瘍組織分類図譜　第5篇　小児胚細胞腫瘍群腫瘍（日本病理学会小児腫瘍組織分類委員会編集，金原出版，1999）では，未熟成分が10％以下の腫瘍は成熟奇形腫とすることになっている。

- c) **悪性部分を伴う奇形腫**（Teratoma with malignant area）：奇形腫構成成分の悪性化したもので，悪性部分は非胚細胞性（体細胞性）悪性腫瘍（癌，肉腫など）を意味する。第2版の悪性転化を伴う奇形腫（Teratoma with malignant transformation）と同一である。

3 混合型（Tumors of more than one histological type, mixed forms）

セミノーマに次ぐ頻度でみられ，精巣胚細胞腫瘍のおよそ30％を占める。2）に取り上げた二つ以上の組織型をもつ胚細胞腫瘍で，いかなる組み合わせも起こりうる。腫瘍構成成分を多い順に列記する。できれば構成組織型の推定占拠率をパーセントで付記することが望ましい。もっとも多い組み合わせは胎児性癌と奇形腫の組み合わせで，特に奇形癌（Teratocarcinoma）とよぶことがある。精母細胞性セミノーマはほかの組織型と合併してくることはない。

精巣腫瘍取扱い規約

▶付1 合胞性栄養膜細胞（Syncytiotrophoblastic cells；STC）の取扱いについて
セミノーマにかぎらず，胎児性癌や混合型胚細胞腫瘍には絨毛癌の合胞性栄養膜細胞に類似した細胞を散見することがまれではない。この細胞は第2版では合胞体性巨細胞（Syncytiotrophoblastic giant cells；STGC）と呼ばれていたが，今回の改訂ではWHO分類との完全一致を求めたため，このように改名した。この種の細胞はhCG陽性であり，免疫組織化学的にhCGを証明することが望ましい。その混在があればその旨記載する。合胞性栄養膜細胞要素がみられても，明らかな細胞性栄養膜細胞がみられぬかぎり，絨毛癌との混合型腫瘍として取扱ってはならない。

▶付2 燃え尽き腫瘍（Burned-out tumor）の取扱いについて
転移で発症した胚細胞腫瘍患者の精巣に，壊死，瘢痕組織あるいは退縮した成熟奇形腫しか認められないことがあり，これをBurned-out tumorとよぶ。この際の精巣組織は注意深く組織学的検索を行うべきである。ヘマトキシリンに濃染する不定の構造（ヘマトキシリン小体）を瘢痕巣内，ときにわずかに残存する精細管内に認めたり，また，精細管内悪性胚細胞を認めることがある。

Burned-out tumorに類似した組織像は，放射線あるいは抗癌剤で治療した患者の転移巣にもみることがある。混合型では感受性の高い成分から壊死におちいり，しばしば奇形腫などがわずかに残されていることがある。このように

精巣腫瘍取扱い規約

低感受性成分のみが残されているときには，その単一型としての診断をつけてはならない。

pTNM 病理組織学的分類

病理組織学的な TNM 分類は pTNM と表示する。この分類は，精巣の胚細胞腫瘍のみに適用する。

pT-原発腫瘍
- pTX 原発腫瘍の評価が不可能（根的精巣摘出術が行われなかった場合）
- pT0 原発腫瘍を認めない（たとえば精巣における組織学的瘢痕）
- pTis 精細管内胚細胞腫瘍（上皮内癌）
- pT1 脈管侵襲を伴わない精巣および精巣上体に限局する腫瘍。浸潤は白膜までで，鞘膜には浸潤していない腫瘍
- pT2 脈管侵襲を伴う精巣および精巣上体に限局する腫瘍。または白膜をこえて鞘膜に進展する腫瘍
- pT3 脈管侵襲には関係なく，精索に浸潤する腫瘍
- pT4 脈管侵襲には関係なく，陰嚢壁に浸潤する腫瘍

pN-所属リンパ節
- pNX 所属リンパ節転移の評価が不可能
- pN0 所属リンパ節転移なし
- pN1 最大径が 2 cm 以下で，5 個以下のリンパ節転移

pN2 最大径が2cmをこえ，5cm以下のリンパ節転移，または最大径が5cm以下で，6個以上の多発性リンパ節転移，またはリンパ節外への進展

pN3 最大径が5cmをこえる転移

pM-遠隔転移

pMX 遠隔転移の評価が不可能

pM0 遠隔転移なし

pM1 遠隔転移あり

 M1a 所属リンパ節以外のリンパ節転移，または肺転移

 M1b リンパ節および肺以外の遠隔転移

付：EGCTの診断

Extragonadal germ cell tumor（EGCT）は触診および超音波検査で精巣に異常を認めないことが必要条件であり，GCT全体の約5〜7%に相当する。精巣腫瘍にかかわる超音波所見として，①腫瘍の存在を示唆する精巣内低エコー領域，②Burned-out tumorの存在を示唆する1〜数個の数mm大の高エコー像，③Microlithiasisと称される多数の径1〜2mmの高エコー像 などがあげられる。EGCTの診断には少なくとも①，②を否定しなければならない。③と精巣腫瘍との関連はたびたび報告されているが，この所見自体は腫瘍の存在を意味するものではない。③とEGCTとの合併はこれまでに数例の報告がある。なおEGCTの

精巣腫瘍取扱い規約

治療前臨床分類のためTNM分類を用いて，T0あるいはTXとして記載することができる。

EGCTの発生部位は縦隔が最も多く，後腹膜，仙骨尾骨部，松果体がこれに続く。性差は仙骨尾骨部からの発生を除いて，男性に優位である。腫瘍は明らかな被膜をもたずに周囲へ浸潤性の増殖をきたすことが多く，成人例の大部分は局所進行性であり遠隔転移を伴っている。腫瘤は低CT値（＜30 HU）を示すことが多い。欧米の多施設共同研究報告によれば画像診断法で示された縦隔・後腹膜腫瘍に対して，その90%は細胞診，生検で組織診断がなされており，残り10%は腫瘍マーカーの値から確定診断に及び治療されている[1]。

縦隔腫瘍：20歳までに発症することが多く，呼吸困難（25%），胸痛（23%），咳嗽（17%），発熱（13%），体重減少（11%）などで発見される[1]。全体の約半数は成熟奇形種であるが，女児，および5歳以下の男児ではYolk sac tumorの頻度が高い。Benign teratoma elementsを含むことが多く，化学療法における腫瘍マーカーの推移と腫瘍縮小率との不一致をみることがある。また男児ではLH作用を有するhCG分泌に起因する思春期早発症状を伴った症例の報告がみられる。

後腹膜腫瘍：腹痛（29%），背部痛（14%），体重減少（9%），発熱（8%），腹部腫瘤（6%），陰嚢水腫・浮腫（5%）などで発見される[1]。後腹膜原発腫瘍の存在はいまだ議論のあるところであり，精巣からの転移の可能性を常に考慮し，7～10 MHzのプローベを用いた超音波検査において石灰化像の有無を注意

深く検索しなければならない。

【文献】
1) Bokemeyer C, et al：Extragonadal germ cell tumors of the mediastinum and retroperitoneum：results from an international analysis. J Clin Oncol 20：1864-1873, 2002

資 料

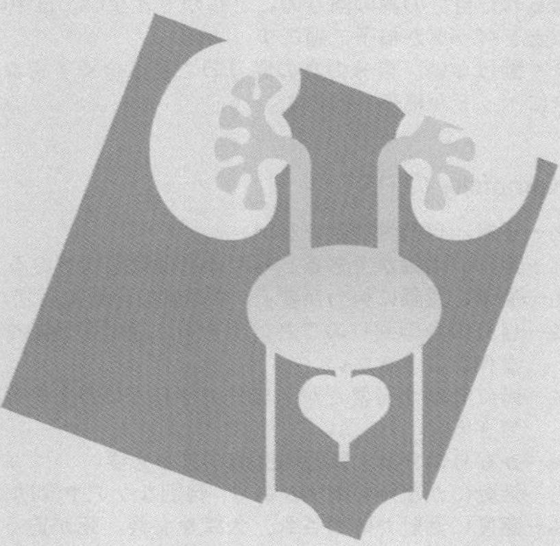

資料

治療前評価基準

受診時の一般全身状態（performance status；PS）

表　ECOG の PS*

0—全く問題なく活動できる。発症前と同じ日常生活が制限なく行える。
1—肉体的に激しい活動は制限されるが，歩行可能で，軽作業や座っての作業は行うことができる。
　　例：軽い家事，事務作業。
2—歩行可能で自分の身の回りのことはすべて可能だが作業はできない。日中の50％以上はベッド外で過ごす。
3—限られた自分の身の回りのことしかできない。日中の50％以上をベッドか椅子で過ごす。
4—全く動けない。自分の身の回りのことは全くできない。完全にベッドか椅子で過ごす。

表　Karnofsky の PS*

100％—正常。自他覚症状がない。
90％—通常の活動ができる。軽度の自他覚症状がある。
80％—通常の活動に努力が要る。中等度の自他覚症状がある。
70％—自分の身の回りのことはできる。通常の活動や活動的な作業はできない。
60％—時に介助が必要だが，自分でやりたいことの大部分はできる。
50％—かなりの介助と頻回の医療ケアが必要。
40％—活動にかなりの障害があり，特別なケアや介助が必要。
30％—高度に活動が障害され，入院が必要。死が迫った状態ではない。
20％—非常に重篤で入院が必要。死が迫った状態ではない。
10％—死が迫っており，死に至る経過が急速に進行している。

*〔National Cancer Institute-Common Toxicity Criteria（NCI-CTC Version 2.0, April 30, 1999），日本語訳 JCOG 版-第2版より〕

資料

ASA（米国麻酔科学会）スコア

Class	状態
1	器質的，生理的，生化学的あるいは精神的な異常がない。手術の対象となる疾患は局在的であって，全身的（系統的）な障害を惹き起こさないもの。 例：鼠径ヘルニアあるいは子宮筋腫などがあるが，ほかの点では健康な患者。
2	軽度〜中程度の系統的な障害がある。その原因としては外科的治療の対象となった疾患または，それ以外の病態生理学的な原因によるもの。 例：AHA（American Heart Association）の心疾患の分類の1および2aに属するもの。軽度糖尿病，本態性高血圧症，貧血，極度の肥満，気管支炎（新生児および80歳以上の老人では特に，系統的疾患がなくともこのclassに入る）。
3	重症の系統的疾患があるもの。この場合，系統的な障害を起こす原因は何であってもよいし，はっきりした障害の程度を決められない場合でも差し支えない。 例：AHAの2bに属するもの。重症糖尿病で血管病変を伴うもの。肺機能の中〜高度障害。狭心症またはいったん治癒した心筋梗塞のあるもの。
4	それによって生命がおびやかされつつあるような高度の系統的疾患があって，手術をしたからといって，その病変を治療できるとは限らないもの。 例：AHAの3に属するもの。肺，肝，腎，内分泌疾患の進行したもの。
5	瀕死の状態の患者で助かる可能性は少ないが，手術をしなければならないもの。 例：動脈瘤の破裂で高度のショック状態に陥っている患者。脳腫瘍があって急速に脳圧が上昇している患者。広範な肺塞栓のあるもの（この種の患者では麻酔よりもむしろ蘇生が必要）。 緊急手術はこれにEをつける。

〔小栗顕二編：麻酔の研修ハンドブック（改訂第3版）．金芳堂, 1999.〕

資料

Charlson Comorbidity Index

　原文はすべての入院患者における共存症と死亡率との関係についてのものであるが，近年さまざまな疾患において使用されている（原文：Charlson ME, et al：A new method of classifying prognostic comorbidity in longtitudinal studies：development and validation. J Chron Dis 40：373-383, 1987.）。

Assigned weight for disease	Disease
1	Myocardial infarction
	Congestive heart failure
	Peripheral vascular disease
	Cerebrovascular disease
	Dementia
	Chronic pulmonary disease
	Connective tissue disease
	Gastrointestinal ulcer disease
	Diabetes mellitus
2	Hemiplegia
	Moderate to severe renal disease
	Diabetes with end-organ damage
	Any tumor
	Leukemia
	Lymphoma
3	Moderate or severe liver disease
6	Metastatic solid tumor
	AIDS

資料

治療効果判定基準

RECIST 評価法（v1.1）

　固形腫瘍の効果判定には RECIST guideline v1.1（New Response Evaluation Criteria in Solid Tumors）による判定が標準的となっている。本取扱い規約でも，測定評価可能病変での腫瘍縮小効果判定は，RECIST guideline v1.1 に準拠する。ただし，RECIST guideline v1.1 の本文中，2. Purpose of this guideline にあるように，この治療効果判定法の結果により実際の治療法の継続，中断，変更を決定すべきものではなく，あくまでも個々の患者の症状，身体所見，など総合的に判断した上で，治療法を決定すべきものである。

　効果判定は，＜治療前＞＜治療中＞＜治療後＞の評価からなる。本項では，この順に記載した。また，効果判定に関係する RECIST guideline v1.1 中の事項を＜治療効果判定，臨床試験に関する事項＞として，記載した。

以下は『RECIST v1.1 ポケット版』NPO 法人日本腎泌尿器疾患研究ネットワーク（JUN-net）編，2010 年より一部改変

＜治療前＞
1 ベースライン（治療前）での評価
　ベースライン（治療前）での評価は，まず病変を測定可能病変と測定不能病変の定義に基づき分類する。

資料

次に測定可能病変から標的病変を選択し,病変を標的病変と非標的病変に分類し,記載する。

1)測定可能病変と測定不能病変の定義

治療開始前に,各病巣について,測定可能かどうかについて判定することが必要になる。この判定は,治療開始前4週間以内,なるべく開始に近い時点で行わなければならない。

①測定可能病変の定義

ⅰ.CTで評価した場合

5 mm以下のスライス厚*で撮影したCTにおいて,長径が10 mm以上の病変。ただし,リンパ節病変では短径が15 mm以上の病変。

> *5 mm以上のスライス厚で評価した場合にはスライス厚の2倍以上の病変を測定可能病変とする。

ⅱ.胸部X線撮影で評価した場合**

最大径が20 mm以上で,全周を肺野で囲まれている場合。

> **CTでの評価が推奨される。

ⅲ.体表で観察可能な場合

キャリパス(距離を測るための両脚器)による測定が可能な最大径10 mm以上の病変で,測定とともにカラー撮影の可能な病変であることが望ましい。ただし,同じ病変を画像診断で評価した場合には,画像診断での判定を優先する。

②測定不能病変の定義

測定可能病変以外のすべての病変である。

ⅰ.CTによる評価で,長径が10 mm未満(リンパ節では短径が10 mm以上15 mm未満)の

病変。
> 注) 短径 10 mm 未満のリンパ節は病変と見なさない。

ⅱ．真に測定不能であるもの
　髄膜病変，腹水，胸水，心膜液・炎症性乳がん・皮膚/肺リンパ管症，画像による確認はできないが，触知可能な腹部腫瘤や腹部臓器腫大，骨病変（測定可能な軟部組織成分を有する溶骨性病変を除く），囊胞性病変（単純嚢胞除く），放射線治療等の局所治療の既往のある病変。

【測定可能病変，測定不能病変についての追記事項】

- 骨病変に関して
　　骨シンチグラフィー，PET，骨単純撮影は効果判定には適さない検査であるが，病変の有無の判定には使用できる。溶骨性の変化を示す場合には，同部位に軟部組織の存在があり，かつ，その組織が長径 10 mm 以上ある場合には測定可能病変とすることができる。
- 囊胞状病変に関して
　　囊胞状病変でも長径が 10 mm 以上であれば測定可能病変とすることができるが，囊胞状でない病変が存在する場合には，非囊胞状病変を後述の標的病変とすることが望ましい。
- 試験前に局所治療を行った病変
　　放射線治療の照射野内にあった病変や，他の局所療法により治療された病変は，治療後，進行が見られなかった場合には，通常，測定可能病変としない。

③病変の測定法について

資料

現在のところ，病変部の測定で最も優れている測定法はCTである。超音波検査は再現性に問題があり，使用されるべきではない。内視鏡検査は，CRの確認や，CR後の再発に関しては有用であるが，治療効果の客観的判定には推奨されない。

2）標的病変の設定

1つ以上の測定可能病変が存在する場合には，最大5個まで（1臓器2個まで）を転移を有する臓器を代表させる形で選択し，その大きさを測定の上，記録する。したがって，1臓器転移であれば，標的病変は2個，2臓器転移であれば，4個となる。病変の選択は，大きいものから，転移臓器を網羅するように行うが，治療の経過中に繰り返し測定可能な病変であるべきである。

標的病変を選択したら，その径（長径，リンパ節では短径）の和を，ベースラインとして記録する。非標的病変の存在は記録するが，測定は必要ない。効果判定に当たって，これらの非標的病変は，その存在，消失，明らかな進行について判定することになる。

さらに，1臓器に，多数病変が存在する場合には，ひとまとめにして記録することも可能である。（例：骨盤内リンパ節の系統的腫脹，多発性肝転移）。

<治療中>

2 効果判定とその方法

治療中では，標的病変，非標的病変の両方の評価により効果判定を行う。

1）標的病変の評価

標的病変の効果判定は以下のとおり。なお，径の和

資料

の「縮小率」の計算の分母はベースラインでの径の和であるが,「増大率」の分母は, 治療の経過中の最小の径の和であることに注意が必要である。

- CR (complete response) 完全奏効：標的病変すべてが消失した場合。病的リンパ節(標的病変, 非標的病変にかかわらず)は, すべて短径 10 mm 未満となった場合*。
- PR (partial response) 部分奏効：標的病変の径の和が**, ベースラインの標的病変の径の和に比し 30％以上小さくなった場合。
- PD (progressive disease) 進行：標的病変の径の和が, それまでの最も小さい径の和に比して 20％以上(これはベースラインの値が最小の場合にはその値), かつ絶対値として 5 mm 以上大きくなった場合。
  注) 1 個以上の新病変の出現も PD と考える。
- SD (stable disease) 安定：PR に該当する腫瘍縮小や PD に該当する腫瘍増大を認めない場合。

縮小率（％）＝
$(1 - \frac{\text{治療後の「腫瘍病変の長径の和＋悪性リンパ節の短径の和」}}{\text{ベースラインの「腫瘍病変の長径の和＋悪性リンパ節の短径の和」}}) \times 100$

増大率（％）＝
$(1 - \frac{\text{治療後の腫瘍病変の長径の和＋悪性リンパ節の短径の和)}}{\text{最小の「腫瘍病変の長径の和＋悪性リンパ節の短径の和」}}) \times 100$

＊したがって, リンパ節が標的病変の場合には, その径の総和は, 効果判定が CR であっても 0

にはならない。また，標的病変が計測困難な程度まで縮小した場合，5 mm 以下に縮小しても，実測が可能な場合には，その実測値を記録する。ほとんど消失していると考えられる場合には 0 mm とし，縮小効果が著明であるが，消失はしておらず，また，実測しがたい場合には，規定値の 5 mm として，記録する。

**病変の分離，融合について。1 つの病変が分離した場合には，その分離した病変の長径を合算する。また，病変が融合したか，そのように見える場合には，それまで用いていた測定の軸は変えずに長径を測定し，これを合算する。真に融合し，その後も分離しないと考えられる際には，「融合病変」として，その長径を記録する。

2）非標的病変の効果判定

非標的病変の効果判定は以下の通り（腫瘍マーカーによる判定は試験ごとの規定に従う）。

- CR（complete response）完全奏効：リンパ節以外の非標的病変がすべて消失し，リンパ節の非標的病変がすべて短径 10 mm 未満となり，腫瘍マーカーがすべて正常化した場合。
- Non-CR/Non-PD 非 CR 非 PD（不完全奏効/安定）：1 つ以上の非標的病変が消失しないか，腫瘍マーカーのいずれかが正常上限をこえる場合。
- PD（progressive disease）進行：非標的病変が明らかな進行（unequivocal progression)*を示した場合(再発を含む)。1 個以上の新病変の出現も PD と考える。

*標的病変と非標的病変を有する患者の「明らかな進行」とは，標的病変が PR や SD であって

も，治療を中止した方がよいくらいに非標的病変の悪化のため，全体の腫瘍量が増加している場合である。非標的病変のみが若干大きくなった程度では「明らかな進行」とするには不十分であるし，標的病変がSDやPRのままで，非標的病変が「明らかな進行」を示すのは，極めてまれである。

　非標的病変のみの症例の場合には，その悪化は定量化が困難なので，明らかな進行と評価する場合には，腫瘍体積が73%以上増大した場合（径の20%の増大に相当する），胸水であれば痕跡程度（ごく少量）のものが大幅に増加した場合や局所的なリンパ管症が広汎に進展した場合などを，「治療法を変更するのに妥当性を認める場合」として試験計画に規定することもできる。非標的病変の「明らかな進行」が見られた場合には，総合評価としてPDと判定される。

3) 新病変出現の判定

　新病変が出現すればPDとなるために，標的病変がCRやPRの際には，特に，新病変の判定は重要である。新病変の判定に際しては，それが測定法によるものではないこと，腫瘍以外が原因の病変でないこと，を確実にすることが大切である。例えば肝病変の壊死がCTの結果，本当はそうではないのに「新しい」嚢胞状病変とされるおそれもある。

　ベースラインで撮影されなかった部位に病変が出現した場合には，新病変と判断する。例えば，ベースラインで脳CTやMRIを行っておらず，治療経過中に行って，はじめて脳転移を認めた場合には，新病変と判定する。

資料

　これまでになかった病変が検出され，新病変か否かが判定しがたいため，治療を継続しつつ，再度，画像評価を行い，新病変であることが後に確定された場合には，最初に検出した日をもって，新病変出現とする。
　①FDG-PETによる新病変の検討は，それのみでは不十分なのでPDを判定する際にはCTも行う。FDG-PETによる新病変の判定アルゴリズムは以下の通りである。
　　ⅰ）ベースラインでFDG-PET陰性であったものが陽性*となれば新病変と考えPDの可能性がある。
　　ⅱ）ベースラインでFDG-PETを行っておらず，その後FDG-PET陽性となった場合で，
　　　ア．FDG-PETで陽性とされた位置に一致する病変がCTで確認されればPDと考え，FDG-PETで陽性とされた期日をもってPDとする。
　　　イ．CTで確認できない場合には，CTで経過観察を継続する。
　　　　　確認されれば，最初にFDG-PETで陽性とされた期日にPDとする。
　　　ウ．これまでにCTで確認されている病変に一致してFDG-PET陽性となった場合，CTで進行していなければPDとは考えない。
　　　　＊FDG-PET陽性とは，その部位が周辺の関心領域よりも2倍以上の取り込みを示す場合である。

3 ▌時点効果（Time point response）の判定

　総合効果は，「標的病変の効果」と「非標的病変の効果」に「新病変の有無」を加えた3つの要素の組み合

わせにより，判定する。測定可能病変を持つ場合には，標的病変を有することになるので，表1に従って判定する。測定可能病変がない場合には，標的病変がないことになるために，表2を使用することになる。

> *評価の抜け落ち，判定不能の場合
> どの時点でも，画像診断と計測が行われなかった場合の評価は，評価不能（NE）である。もし，一部の病変のみが計測された場合，通常はこれもNEとされる。ただし，明らかに計測しなかった病変が効果に影響しないと思われる場合には別である。この状況はPDの際に起きることが多い。例えば，もし患者が3つの測定可能病変を有し，そのベースラインの和が50 mmであった時に，経過観察中に2つの病変のみを測定しその和が80 mmであった場合には，残り1病変の変化の如何にかかわらずPDと判定できる。

＜治療後＞
4 総合最良効果
　患者のすべてのデータが既知となったら総合最良効果を判定する。
1）CRやPRの確定が必要ではない研究での最良効果の判定
　これらの研究での最良効果はすべての時点での効果のうち最良のものとなる（例えば，最初の判定でSD，2回目にPR，そして3回目がPDで最後になった場合，最終的な総合最良効果はPRとなる）。SDが最良効果と考えられる場合には，各計画で定められたベースラインからの最短期間を満たさなければならない。

資料

表1 標的病変（±非標的病変）を有する患者における総合効果

標的病変	非標的病変	新病変	総合効果
CR	CR	なし	CR
CR	non-CR/non-PD	なし	PR
CR	not evaluated	なし	PR
PR	non-PD or not all evaluated	なし	PR
SD	non-PD or not all evaluated	なし	SD
not all evaluated	non-PD	なし	NE*
PD	いずれでもよい	いずれでもよい	PD
いずれでもよい	PD	いずれでもよい	PD
いずれでもよい	いずれでもよい	あり	PD

CR：complete response（完全奏効），PR：partial response（部分奏効），SD：stable disease（安定），PD：progressive disease（進行），NE：inevaluable（評価不能）

表2 非標的病変のみを有する患者における総合効果

非標的病変	新病変	総合効果
CR	なし	CR
non-CR/non-PD	なし	non-CR/non-PD
not all evaluated	なし	NE*
明らかな PD	いずれでもよい	PD
いずれでもよい	あり	PD

CR：complete response（完全奏効），PD：progressive disease（進行），NE：inevaluable（評価不能）

非標的病変に関しては non-CR/non-PD は stable disease（SD）よりも良好な結果と考えられる。SD は，いくつかの研究で，治療効果の評価項目として使用されることが多くなってきているので，計測できない病変のみの場合には SD を使用することは推奨できない。

資料

もし，SDの期間が時点効果として規定の期間に満たない場合には，判定は引き続く次の評価に持ち越される。例えば，1回目SD，2回目PDで，SDの期間が規定に満たない場合，最良効果はPDとなる。同じ患者が1回目SDのあと，逸脱した場合には評価不能とみなされる。

2) CRやPRの確定が必要である研究での最良効果の判定

計画に定められた期間（通常は4週以上）を経過した時点での再度の評価で同様の評価であった場合，CRやPRと判定される。このような場合，総合最良効果は表3に従って判定される。

表3 確定（confirmation）を要する場合の最良総合効果

1回目の総合効果	2回目の総合効果	最良総合効果
CR	CR	CR
CR	PR	SD, PD or PR[*1]
CR	SD	SD or PD[*2]
CR	PD	SD or PD[*2]
CR	NE	SD or PD[*2]
PR	CR	PR
PR	PR	PR
PR	SD	SD
PR	PD	SD or PD[*2]
PR	NE	SD or PD[*2]
NE	NE	NE

CR：complete response（完全奏効），PR：partial response（部分奏効），SD：stable disease（安定），PD：progressive disease（進行），NE：inevaluable（評価不能）

> *1: ベースラインと比べてPRとなっていても，1回目の総合効果で真にCRであった場合は，2回目の総合効果ではPDと判定されるはずである。その場合の最良総合効果は，SD確定のための期間を経過していればSD，そうでなければPDとなる。ただし，1回目の総合効果でCRと判定されたものの，2回目の総合効果の評価の際にごく小さな病変の残存の可能性が示唆される場合がある。このような場合，1回目の総合効果が実はCRではなくPRであったと後から判明するが，その際は1回目の総合効果をPRに修正して，最良効果をPRとする。
> *2: 1回目の総合効果の時点で，SD確定のための期間を経過していればSD，そうでなければPDとなる。

<治療効果判定，臨床試験に関する事項>
5 効果判定の際の特記事項

　リンパ節病変が標的病変となっていて，そのサイズが「正常」（10mm未満）になったときでも画像上で計測されることがある。この場合，リンパ節が「正常」とみなされても，0とすると再増大した時に進行の過大評価となり得るので，実測値を記録すべきである。

　効果の確定が必要な研究の場合，ある時点で繰り返し「NE」と判断された場合には最良効果の判定は複雑になる。計画では，データや評価の抜け落ちをどのように扱うか，明確にしておくべきである。例えば，多くの研究ではPR→NE→PRの場合にはPRとすることが妥当である。

　全身状態の悪化により中止を余儀なくされた場合，

資料

「病状の悪化」と記載されるべきである。「病状の悪化」で治療を中止したのちも，客観的効果についてはできる限り記載すべきである。「病状の悪化」は客観的効果を示す言葉ではないが，治療を中止する理由となる。そのような患者の腫瘍縮小効果は表1~3に従って評価する。

早期進行，早期死亡，評価不能な場合については，その意義は各研究により様々であるので，各試験計画で治療期間やコースなどとの関係において規定すべきである。

ときに，残存病変なのか，正常組織であるかの判断が困難な時がある。CRの評価の際にはこの判断が必要となるので，CRと判断する前に（吸引針生検により）残存病変を検討することが薦められる。残存した画像上の異常が線維化や瘢痕と考えられる場合，生検と同様にFDG-PETをCRの効果判定のために用いてもよい。FDG-PETでの判断の仕方についてもあらかじめ各プロトコールで規定すべきであり，かつ，その適用に際しては，その根拠となる個々の腫瘍についてのエビデンスがあるべきである。しかし，いずれの方法もその解像度と感受性に限界があるので，これらを行ったとしても見せかけのCRになる可能性があることは銘記すべきである。

PDが疑われるが，明らかでない場合（例えば，非常に小さく，はっきりしない新病変，既存の病変のなかの囊胞状変化または病変内の壊死様変化）には次の効果判定まで治療を継続する。次の効果判定でPDとなった場合には，前のPDが疑われた時点をPDになった時点と判定する。

6 効果判定の頻度

　治療中の効果判定（評価）の間隔は，各試験計画で規定し，治療の方法やスケジュールに適合するようにするべきである。効果が明らかでない治療法の第Ⅱ相試験の場合には（各サイクルの終了時に合わせるようにした）6〜8週毎の評価が妥当である。この期間より長い，あるいは短い間隔は，特別な場合以外は妥当ではない。試験計画ではどの臓器がベースラインで評価されるべきか特定すべきであり（それは通常その腫瘍でもっとも転移しやすい器官であるが），どれくらいまで繰り返すべきか規定すべきである。通常，標的病変と非標的病変の両方について，その治療効果を判定すべきであるが，特殊な例では，非標的病変はより少ない頻度で評価してもよい。例えば骨転移（非標的病変）の骨シンチグラフィーによる評価は，標的病変がCRになるか，明らかに骨転移の進行が疑われる際に行えばよい。

　治療終了後に，どれくらいの頻度で評価を行う必要があるのかは，その試験のゴールが奏効率なのか，進行や死亡までの期間なのかによって異なる。もし，イベントまでの期間（無増悪期間，無病生存期間，無増悪生存期間など）が主要評価項目であった場合，疾患の特徴に基づいて決定した部位の定期的な評価が行われるべきである。特にランダム化比較試験の場合には，治療中6〜8週毎や治療後3〜4カ月毎など，スケジュールカレンダーに従った定期的な評価を行うのが望ましく，治療の遅滞や休薬期間など，その他の理由で各群の効果判定の時期がばらついてはいけない。

資料

7 確定のための測定（confirmatory measurement）と奏効期間

1）確定（confirmation）

　奏効率が主要評価項目である非ランダム化試験の場合，CR，PRの確定は，観察された効果が確かなもので，測定の誤りでないことを保証する必要がある。これまでの評価法では，効果の確定が必須だったため，これにより過去の同様の試験結果との比較検討も容易になる。しかし，他のすべての場合，例えば第Ⅱ相または Ⅲ 相のランダム化試験や，SD や進行が主要評価項目である試験では，効果の確定は試験結果の解釈にプラスアルファにならないので必要ではない。ただし，特に，非盲検試験において確定を不必要と規定した場合には，研究者の観察によりバイアスがかかることがあるので，中央評価の重要性が増すことになる。

　SDの評価の場合には，プロトコールに規定した最短の間隔（通常6〜8週）をおいて，試験開始後少なくとも1回はSDの規定を満たす必要がある。

2）奏効期間

　奏効期間は，最初にCRまたはPRの記録された点から，再発か進行が客観的に記録された時点までとなる（試験中に記録された最小の計測値を基準にして進行を判定する）。完全奏効期間は，CRとなった時点から再発が客観的に記載された時点までである。

　SD期間の算定は，治療の開始から（ランダム化試験の場合には，ランダム化された期日から），PDとなるまでの期間となる。なお，PDの判定は，各効果判定の腫瘍径の和が最小になったものを基点としてPDの判定をする（ベースラインの腫瘍径の和が最小で

あった場合には，それが基点となる）。

SD 期間の臨床的意義は疾患によって様々であるし，研究ごとにも異なる。短期間 SD である患者の比率が重要な評価項目である特殊な場合には，試験計画で SD とするのに必要な 2 回の計測間の最短期間を規定すべきである。

8 無増悪生存期間（progression free survival）/無増悪生存割合（proportion progression free）

1）第 II 相臨床試験

このガイドラインでは，第 II 相臨床試験で腫瘍縮小効果を主要評価項目とすることを念頭に置いている。ときに，奏効率は，新しい薬剤やレジメンの癌に対する有用性の判定には適切でないこともある。無増悪生存期間（progression free survival ; PFS)/あるいはある時点での無増悪生存割合（proportion progression free ; PPF）を用いることが，新しい薬剤の効果の有無を最初に判断するのに適切なことがある。しかし，非ランダム化試験では，PFS や PPF により，有望な結果が得られても，それは，患者選択などの結果であって，治療の結果ではないと批判されることになる。したがって，このような臨床試験の場合，ランダム化された対照群を設定することが最良である。

例外としては，無治療では，まず間違いなく進行する癌の場合には（つまり予後不良の癌の場合には），非ランダム化試験でも差支えない。ただし，このような場合には，（その比較対象となる）無治療の場合の PFS 推定の根拠について注意深く検討し，試験計画に記載することが必要となる。

資料

2）第Ⅲ相臨床試験

　進行癌に対する第Ⅲ相臨床試験ではPFSやTTPが主要評価項目とされることが多くなってきている。すべての対象患者が測定可能病変を持つ場合には，進行は腫瘍径による客観的な判定に基づくが，測定可能病変を持つ患者に限って試験を行うと，測定可能病変を持たない患者を除外することになる。その結果，研究の対象全体に対して，無視できない割合の患者が除外されるような場合には，一般化できないおそれがある。また，症例を限定することにもなるので，患者登録が遅滞することになる。したがって，第Ⅲ相臨床試験でも測定可能病変を持つ患者だけでなく，測定不能病変のみを持つ患者も対象とされるようになってきている。その場合，測定可能病変を持たない患者のPDの判定の際には，PDとした所見について，このガイドラインの「進行に関する特記事項」に従って，詳細に記載すべきであるし，試験計画では測定可能病変を持つ患者において記録する標的病変の数を5個から3個に緩和するかどうか明確にしなければならない。さらに，卵巣癌のように進行の判定に有用性が確認されている腫瘍マーカーの測定が可能であるなら，進行の定義に加えることも有用である。重要な薬剤の開発，承認を行うかどうかの判断が研究の結果にかかっている場合には，「明らかな進行」を検証するために画像検査や画像診断報告の中央盲検評価が必要となるかもしれない。最後に，先に述べたように，「進行」と判定した時点は，いつ確認するかでバイアスがかかるので，評価のタイミングは各群間で同じでなければならない。

資料

9 効果および増悪に関する独立審査（Independent Review）について

　腫瘍縮小効果（CR＋PR）が主要評価項目である場合，特に，少数例の奏効例を根拠にkey drugの開発が決定される場合，その効果は，試験研究の遂行自体とは無関係の専門家により評価（中央評価）されることが推奨される。ランダム化試験の場合には，理想的には判定する専門家はどちらに割りつけられた症例なのかについて知るべきではない。診療データと画像を同時に評価することが最良である。

　ただし，中央評価による「進行」の判断には複雑な問題がある。例えば，試験参加医師がPDと判断したが中央評価ではPDと判断されなかった場合，PDではないのでイベント発生と見なされず，本来は高確率で近い将来PDとなるにもかかわらず打ち切りとなってしまう「情報のある打ち切り」が起こり，PFSを過大評価してしまう統計上のバイアスを起こし得る。

10 最良効果の報告

1）第Ⅱ相臨床試験

　腫瘍縮小効果が主要評価項目であり，したがって，測定可能病変を有する患者のみが試験対象となる場合，試験に登録された患者は，試験計画から大きく逸脱したり評価不能であっても試験結果として計算されるべきである。各々の患者は以下のいずれかに分類される。

　①CR（complete response）完全奏効
　②PR（partial response）部分奏効
　③SD（stable disease）安定
　④PD（progressive disease）進行

⑤ NE（not evaluable）評価不能
　　NE の場合には理由を明記する
　　（例：悪性腫瘍による早期死亡，毒性による早期
　　　死亡，抗腫瘍効果が未評価/不完全，そのほか）
　通常，適格症例とされたすべての患者は第Ⅱ相臨床試験の奏効率の計算の際に分母に入れるべきである（試験計画によってはすべての治療症例）。一般的に奏効率の両側95％信頼区間を併記することが望ましい。試験の結論は，すべての適格症例（あるいはすべての治療症例）の奏効率に基づくべきで，「評価可能」症例のみに基づくべきではない。

2）第Ⅲ相臨床試験

　第Ⅲ相臨床試験の腫瘍縮小効果は，評価される治療法の相対的な抗腫瘍活性の指標ではあるが，ほとんどすべての試験で副次的評価項目になる。観察された腫瘍縮小効果の相違は，研究の対象者にとって必ずしも治療上の有用性につながるものではない。第Ⅲ相臨床試験において奏効率が主要評価項目とされた場合には，第Ⅱ相臨床試験に適用される基準が使用され，対象患者は少なくとも1つの測定可能病変を有するべきである（腫瘍縮小効果が治療上の有用性と直接関係していることが，試験の対象となる集団で疑いなく再現できる場合に限って主要評価項目とされる）。

　多くの場合，腫瘍縮小効果は副次的評価項目になり，すべての登録患者が評価可能病変を持つわけではないので，最良総合効果率は，あらかじめ試験計画で規定された方法で算出すべきである。実際には，奏効率は「intent to treat（ITT）」解析（包括解析：ランダム化された全患者を分母に入れて算出する）か，

資料

ベースラインの時点で測定可能病変を持つ患者のみで解析することになる。試験計画では，事前に計画されたサブセット解析も含めて，どのように腫瘍縮小効果の結果を報告するか，明確に特定すべきである。

RECIST1.0では，第Ⅲ相臨床試験の試験計画を作成する際には，RECISTガイドラインを，ゆるく解釈する（例えば，大きさを計測する病巣の数を減らすなど）ことも示唆していたが，RECIST1.1では，計測による抗腫瘍効果の評価や進行がエンドポイントであるすべての試験に適用できるように修正されているので，そのようなことはするべきではない。

>*このパートは前述のごとく『RECIST v1.1 ポケット版』JUN-net編，2010年を改変しています。詳細は原本を参照ください。
>
>*This article was published in European Journal of Cancer, vol. 45, E.A. Eisenhauer, P. Therasse, J. Bogaerts, L.H. Schwartz, D. Sargent, R. Ford J. Dancey, S. Arbuck, S. Gwyther, M. Mooney, L. Rubinstein, L. Shankar, L. Dodd, R. Kaplan, D. Lacombe, J. Verweij,"New response evaluation criteria in solid tumours : Revised RECIST guideline (version 1.1)". p228-247, © Copyright Elsevier limited UK (2009). Japanese Language Edition ©2010, Japanese Urological and Nephrological disease research network (JUN-net), Japan.
>
>本項目（RECIST version 1.1）の本稿原著論文は，エルゼビア社UKが著作権を有し，日本語訳の著作権はJUN-net（特定非営利活動法人腎泌尿器疾患研究ネットワーク）に帰属します。

資料

有害事象記載法

有害事象の定義 ▶注1

　癌に対する薬物療法，放射線治療，外科手術などの介入により，何らかの好ましくない医療上の出来事が発生する可能性がある。「JCOG 臨床安全性情報取扱いガイドライン[1)]」では，「ICH E2A ガイドラインおよび E2D ガイドライン」に準拠して，臨床安全性情報に関連する用語を以下のように定義している(抜粋)。

1　有害事象（adverse event；AE）

　医薬品の投与，放射線治療，または手術を受けた患者に生じた好ましくない医療上のあらゆる出来事であり，必ずしも当該治療との因果関係があるもののみを指すわけではない。

2　薬物有害反応（副作用）（adverse drug reaction；ADR）

　薬物有害反応とは，投与量にかかわらず，医薬品に対する有害で意図しない反応，すなわち，有害事象の

有害事象（AE）
被験者に生じた好ましくない医療上のあらゆる出来事。治療との因果関係は問わない。

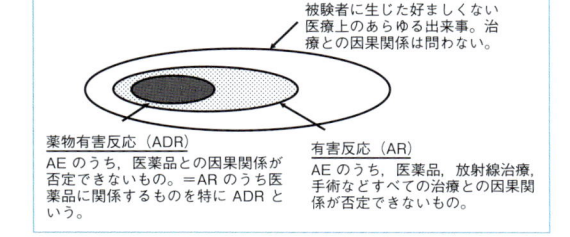

薬物有害反応（ADR）
AE のうち，医薬品との因果関係が否定できないもの。＝AR のうち医薬品に関係するものを特に ADR という。

有害反応（AR）
AE のうち，医薬品，放射線治療，手術などすべての治療との因果関係が否定できないもの。

資料

うち医薬品との因果関係が否定できないものをいう。

3 有害反応（副作用）（adverse reaction；AR）

医薬品のほか，放射線療法，手術などの治療あるいはその併用療法と有害事象との間の因果関係が否定できないもの。

▶注1　JCOGにおいては，因果関係の程度を次のように分類している。①，②，③のいずれかと判断された場合は「因果関係あり」とし，④，⑤のいずれかと判断された場合は「因果関係なし」とする。

①definite（certain）：明確に
　治療との因果関係は明らか（plausible）で，原病の増悪，併存症，ほかの薬剤・治療などでは説明できないもの。

②probable：おそらく，十中八九は
　治療との因果関係は妥当であり（reasonable）で，原病の増悪，併存症，ほかの薬剤・治療などによるものではなさそうなもの。

③possible：ありうる
　治療との因果関係は妥当で（reasonable）あるが，原病の増悪，併存症，ほかの薬剤・治療などでも説明できるもの。

④unlikely：ありそうにない
　治療との因果関係は明らかでなく（improbable），原病の増悪，併存症，ほかの薬剤・治療などで説明されるもの。

⑤not related（unrelated）：関係ない
　治療との因果関係はなく（improbable），原病の増悪，併存症，ほかの薬剤・治療などで明らかに説明できるもの。

⑥unassessable（conditional）：評価不能

資料

判断するデータが不十分で、より詳細なデータが必要なもの (conditional)、または評価困難なもの。

有害事象の判定基準 (CTCAE, Clavien 分類)

　有害事象は特定の医学的事象を一意的に表すように定義された用語である。有害事象を正確に定量化して標準化することは、医学的な記録や報告および科学的分析のために必要なばかりではなく、癌患者に各種治療法の得失を説明する際にも役立つと考えられる。

　有害事象の判定基準として、2009 年 5 月に米国 National Cancer Institute (NCI) の Cancer Therapy Evaluation Program (CTEP) が公表し、その後、誤記訂正を経て同年 10 月に公表した「Common Terminology Criteria for Adverse Events (CTCAE) v4.02」の日本語訳 JCOG 版「有害事象共通用語規準 v4.0 日本語訳 JCOG 版」(略称：CTCAE v4.0-JCOG, 2009 年 12 月 28 日作成、2010 年 2 月 1 日修正)[2] がある。最近欧米では、外科治療の術後合併症の評価法として「Clavien 分類[3,4]」が使用されている。

1 有害事象共通用語規準 v4.0 日本語訳 JCOG 版

　「NCI 有害事象共通用語規準 v4.0」(p196) は、有害事象 (AE) の評価や報告に用いることができる記述的用語集である。また、各 AE についての重症度のスケール (Grade) を示している。CTCAE では Grade 1～5 を以下の原則に従って定義しており、各 AE の重症度の説明を個別に記載している。なお、異なった AE の重症度を比較することはできない。

193

資料

Grade 1　軽症；症状がない，または軽度の症状がある；臨床所見または検査所見のみ；治療を要さない

Grade 2　中等症；最小限/局所的/非侵襲的治療を要する；年齢相応の身の回り以外の日常生活動作の制限

Grade 3　重症または医学的に重大であるが，ただちに生命を脅かすものではない；入院または入院期間の延長を要する；活動不能/動作不能；身の回りの日常生活動作の制限

Grade 4　生命を脅かす；緊急処置を要する

Grade 5　AE による死亡

　Grade 説明文中のセミコロン（;）は「または」を意味する。また，Grading を行う際には，"nearest match" の原則，すなわち「観察された有害事象が複数の Grade の定義に該当するような場合には，総合的に判断して最も近い Grade に分類する」ことが原則である。v4.0 では v3.0 に比較して，外科治療に関連した有害事象の項目数が増加している。

2 Clavien 分類

　Clavien 分類は，本来胆嚢摘除術での適用性が検討された[3]。その後改訂を行い，胆嚢摘除術のみならず他の外科手術における適用性が国際的に検討されている[4]。本分類では，外科手術に関連して発生した合併症（complications）の Grade をⅠ，Ⅱ，Ⅲa，Ⅲb，Ⅳa，Ⅳb およびⅤの 7 段階に分類して報告する。日本語訳がないため原文を掲載する。なお，手術によ

資料

る後遺症（sequelae）や外科治療目的の非完遂（failure to cure）に対しては本分類は適用されない。

表 Clavien 分類
Classification of Surgical Complications[4]

Grade	Definition
Grade I	Any deviation from the normal postoperative course without the need for pharmacological treatment or surgical, endoscopic, and radiological interventions
	Allowed therapeutic regimens are: drugs as antiemetics, antipyretics, analgetics, diuretics, electrolytes, and physiotherapy. This grade also includes wound infections opened at the bedside
Grade II	Requiring pharmacological treatment with drugs other than such allowed for grade I complications
	Blood transfusions and total parenteral nutrition are also included
Grade III	Requiring surgical, endoscopic or radiological intervention
Grade IIIa	Intervention not under general anesthesia
Grade IIIb	Intervention under general anesthesia
Grade IV	Life-threatening complication (including CNS complications)* requiring IC/ICU management
Grade IVa	Single organ dysfunction (including dialysis)
Grade IVb	Multiorgan dysfunction
Grade V	Death of a patient
Suffix"d"	If the patient suffers from a complication at the time of discharge (see examples in Table 2), the suffix "d" (for"disability") is added to the respective grade of complication. This label indicates the need for a follow-up to fully evaluate the complication.

*Brain hemorrhage, ischemic stroke, subarrachnoidal bleeding, but excluding transient ischemic attacks.
CNS (central nervous system), IC (intermediate care), ICU (intensive care unit)

資料

有害事象共通用語規準 v4.0 日本語訳 JCOG 版(抜粋)

◆血液およびリンパ系障害；Blood and lymphatic system disorders

◎貧血：Anemia

Grade 1：ヘモグロビン＜LLN-10.0 g/dL；＜LLN-6.2 mmol/L；＜LLN-100 g/L

Grade 2：ヘモグロビン＜10.0-8.0 g/dL；＜6.2-4.9 mmol/L；＜100-80 g/L

Grade 3：ヘモグロビン＜8.0 g/dL；＜4.9 mmol/L；＜80 g/L；輸血を要する

Grade 4：生命を脅かす；緊急処置を要する

Grade 5：死亡

注　釈：血液 100 mL 中のヘモグロビン量の減少。皮膚・粘膜の蒼白，息切れ，動悸，軽度の収縮期雑音，嗜眠，易疲労感の貧血徴候を含む

【JCOG における運用】「日本語訳に関する注」参照

◎発熱性好中球減少症；Febrile neutropenia

Grade 1：—

Grade 2：—

Grade 3：ANC＜1,000/mm^3 で，かつ，1 回でも 38.3℃（101°F）を超える，または 1 時間を超えて持続する 38℃以上（100.4°F）の発熱

Grade 4：生命を脅かす；緊急処置を要する

Grade 5：死亡

注　釈：ANC＜1,000/mm^3 で，かつ，1 回でも 38.3℃（101°F）を超える，または 1 時間を超えて持続する 38℃以上（100.4°F）の発熱

資料

◆胃腸障害；Gastrointestinal disorders

◎腹部膨満；Abdominal distension
Grade 1：症状がない；臨床所見または検査所見のみ；治療を要さない
Grade 2：症状がある；身の回り以外の日常生活動作の制限
Grade 3：高度の不快感；身の回りの日常生活動作の制限
Grade 4：—
Grade 5：—
注　釈：腹部の膨隆

◎腹痛；Abdominal pain
Grade 1：軽度の疼痛
Grade 2：中等度の疼痛；身の回り以外の日常生活動作の制限
Grade 3：高度の疼痛；身の回りの日常生活動作の制限
Grade 4：—
Grade 5：—
注　釈：腹部の著しく不快な感覚

◎下痢；Diarrhea
Grade 1：ベースラインと比べて＜4回/日の排便回数増加；ベースラインと比べて人工肛門からの排泄量が軽度に増加
Grade 2：ベースラインと比べて4-6回/日の排便回数増加；ベースラインと比べて人工肛門からの排泄量が中等度増加
Grade 3：ベースラインと比べて7回以上/日の排便回数増加；便失禁；入院を要する；ベースラインと比べて人工肛門からの排泄量が高度に増加；身の回りの日常生活動作の制限
Grade 4：生命を脅かす；緊急処置を要する
Grade 5：死亡

資料

注　釈：頻回で水様の排便

◎便秘：Constipation
Grade 1：不定期または間欠的な症状；便軟化剤/緩下剤/食事の工夫/浣腸を不定期に使用
Grade 2：緩下剤または浣腸の定期的使用を要する持続的症状；身の回り以外の日常生活動作の制限
Grade 3：摘便を要する頑固な便秘；身の回りの日常生活動作の制限
Grade 4：生命を脅かす；緊急処置を要する
Grade 5：死亡
注　釈：腸管内容の排出が不定期で頻度が減少，または困難な状態

◎腸炎：Enterocolitis
Grade 1：症状がない；臨床所見または検査所見のみ；治療を要さない
Grade 2：腹痛；粘液または血液が便に混じる
Grade 3：高度で持続的な腹痛；発熱；腸閉塞；腹膜刺激症状
Grade 4：生命を脅かす；緊急処置を要する
Grade 5：死亡
注　釈：小腸と大腸の炎症

◎腸膀胱瘻：Enterovesical fistula
Grade 1：症状がない；臨床所見または検査所見のみ；治療を要さない
Grade 2：症状がある；非侵襲的治療を要する
Grade 3：重症で医学的に重大；内科的治療を要する
Grade 4：生命を脅かす；緊急処置を要する
Grade 5：死亡
注　釈：膀胱と腸管との間に生じた病的な交通

◎イレウス：Ileus
Grade 1：―

資料

Grade 2：症状がある；消化管機能に変化がある；消化管の安静を要する
Grade 3：消化管機能に高度の変化がある；TPNを要する
Grade 4：生命を脅かす；緊急処置を要する
Grade 5：死亡
注　　釈：回腸が腸管内容を輸送することができない

◎腹腔内出血；Intra-abdominal hemorrhage
Grade 1：—
Grade 2：内科的治療または小規模な焼灼術を要する
Grade 3：輸血/IVRによる処置/内視鏡的処置/待機的外科的処置を要する
Grade 4：生命を脅かす；緊急処置を要する
Grade 5：死亡
注　　釈：腹腔内の出血

◎悪心；Nausea
Grade 1：摂食習慣に影響のない食欲低下
Grade 2：顕著な体重減少，脱水または栄養失調を伴わない経口摂取量の減少
Grade 3：カロリーや水分の経口摂取が不十分；経管栄養/TPN/入院を要する
Grade 4：—
Grade 5：—
注　　釈：ムカムカ感や嘔吐の衝動

◎後腹膜出血；Retroperitoneal hemorrhage
Grade 1：—
Grade 2：自然軽快する；治療を要する
Grade 3：輸血/内科的治療/IVRによる処置/内視鏡的処置/待機的外科的処置を要する
Grade 4：生命を脅かす；緊急処置を要する
Grade 5：死亡

注　釈：後腹膜領域からの出血
◎嘔吐；Vomiting
Grade 1：24時間に1-2エピソードの嘔吐（5分以上間隔が開いたものをそれぞれ1エピソードとする）
Grade 2：24時間に3-5エピソードの嘔吐（5分以上間隔が開いたものをそれぞれ1エピソードとする）
Grade 3：24時間に6エピソード以上の嘔吐（5分以上間隔が開いたものをそれぞれ1エピソードとする）；TPNまたは入院を要する
Grade 4：生命を脅かす；緊急処置を要する
Grade 5：死亡
注　釈：胃内容が口から逆流性に排出されること

◆全身障害および投与局所様態；General disorders and administration site conditions

◎悪寒；Chills
Grade 1：軽度の寒さ；震え；歯がガチガチなる
Grade 2：中等度の全身の震え；麻薬性薬剤を要する
Grade 3：高度または持続的；麻薬性薬剤が無効
Grade 4：―
Grade 5：―
注　釈：発熱後の発汗に対する生理的反応としてしばしばみられる寒気
◎発熱；Fever
Grade 1：38.0-39.0℃（100.4-102.2°F）
Grade 2：＞39.0-40.0℃（102.3-104.0°F）
Grade 3：＞40.0℃（＞104.0°F）が≦24時間持続
Grade 4：＞40.0℃（＞104.0°F）が＞24時間持続
Grade 5：死亡
注　釈：基準値上限を超える体温の上昇

資料

◎**倦怠感**；Malaise
 Grade 1：だるさ，または元気がない
 Grade 2：だるさ，または元気がない；身の回り以外の日常生活動作の制限
 Grade 3：—
 Grade 4：—
 Grade 5：—
 注　釈：全身的な不快感，だるさ，元気がない

◎**多臓器不全**；Multi-organ failure
 Grade 1：—
 Grade 2：—
 Grade 3：高窒素血症と酸塩基平衡障害を伴うショック；顕著な凝固障害
 Grade 4：生命を脅かす（例：血管収縮剤を要する，乏尿/無尿/虚血性腸炎/乳酸性アシドーシス）
 Grade 5：死亡
 注　釈：肺機能，肝機能，腎機能，凝固機能の進行性の悪化

◎**疼痛**；Pain
 Grade 1：軽度の疼痛
 Grade 2：中等度の疼痛；身の回り以外の日常生活動作の制限
 Grade 3：高度の疼痛；身の回りの日常生活動作の制限
 Grade 4：—
 Grade 5：—
 注　釈：著しく不快な感覚，苦痛，苦悶

◎**突然死 NOS**；Sudden death NOS
 Grade 1：—
 Grade 2：—
 Grade 3：—
 Grade 4：—

Grade 5：死亡
注　釈：CTCAE 用語の Grade 5 に分類できない予期しない生命活動の停止

◆免疫系障害；Immune system disorders
◎アレルギー反応：Allergic reaction
Grade 1：一過性の潮紅または皮疹；<38℃（100.4°F）の薬剤熱；治療を要さない

Grade 2：治療または点滴の中断が必要。ただし症状に対する治療（例：抗ヒスタミン薬，NSAIDs，麻薬性薬剤）には速やかに反応する；≦24 時間の予防的投薬を要する

Grade 3：遷延（例：症状に対する治療および/または短時間の点滴中止に対して速やかに反応しない）；一度改善しても再発する；続発症（例：腎障害，肺浸潤）により入院を要する。

Grade 4：生命を脅かす；緊急処置を要する

Grade 5：死亡

注　釈：抗原物質への暴露により生じる局所あるいは全身の有害反応

◎アナフィラキシー：Anaphylaxis
Grade 1：—

Grade 2：—

Grade 3：蕁麻疹の有無によらず症状のある気管支痙攣；非経口的治療を要する；アレルギーによる浮腫/血管性浮腫；血圧低下

Grade 4：生命を脅かす；緊急処置を要する

Grade 5：死亡

注　釈：肥満細胞からのヒスタミンやヒスタミン様物質の放出により引き起こされる急性炎症反応を特徴とする過剰な免疫反応。臨床的には，呼吸困難，めまい

資料

血圧低下，チアノーゼ，意識消失を呈し，死に至ることもある

◆感染症および寄生虫症；Infections and infestations

◎腹部感染；Abdominal infection
Grade 1：—
Grade 2：—
Grade 3：抗菌薬/抗真菌薬/抗ウイルス薬の静脈内投与による治療を要する；IVRによる処置または外科的処置を要する
Grade 4：生命を脅かす；緊急処置を要する
Grade 5：死亡
注　釈：腹腔内の感染

◎膀胱感染；Bladder infection
Grade 1：—
Grade 2：内服治療を要する（例：抗菌薬/抗真菌薬/抗ウイルス薬）
Grade 3：抗菌薬/抗真菌薬/抗ウイルス薬の静脈内投与による治療を要する；IVRによる処置/内視鏡的処置/外科的処置を要する
Grade 4：生命を脅かす；緊急処置を要する
Grade 5：死亡
注　釈：膀胱の感染

◎カテーテル関連感染；Catheter related infection
Grade 1：—
Grade 2：限局性；局所的処置を要する；内服治療を要する（例：抗菌薬/抗真菌薬/抗ウイルス薬）
Grade 3：抗菌薬/抗真菌薬/抗ウイルス薬の静脈内投与による治療を要する；IVRによる処置または外科的処置を要する

Grade 4：生命を脅かす；緊急処置を要する
　　Grade 5：死亡
　　注　　釈：カテーテル使用に伴って生じる感染
◎**腎感染**；Kidney infection
　　Grade 1：—
　　Grade 2：—
　　Grade 3：抗菌薬/抗真菌薬/抗ウイルス薬の静脈内投与による治療を要する；IVRによる処置または外科的処置を要する
　　Grade 4：生命を脅かす；緊急処置を要する
　　Grade 5：死亡
　　注　　釈：腎臓の感染
◎**骨盤内感染**；Pelvic infection
　　Grade 1：—
　　Grade 2：中等度の症状がある；内服治療を要する（例：抗菌薬/抗真菌薬/抗ウイルス薬）
　　Grade 3：抗菌薬/抗真菌薬/抗ウイルス薬の静脈内投与による治療を要する；IVRによる処置または外科的処置を要する
　　Grade 4：生命を脅かす；緊急処置を要する
　　Grade 5：死亡
　　注　　釈：骨盤内の感染
◎**前立腺感染**；Prostate infection
　　Grade 1：—
　　Grade 2：中等度の症状がある；内服治療を要する（例：抗菌薬/抗真菌薬/抗ウイルス薬）
　　Grade 3：抗菌薬/抗真菌薬/抗ウイルス薬の静脈内投与による治療を要する；IVRによる処置/内視鏡的処置/外科的処置を要する
　　Grade 4：生命を脅かす；緊急処置を要する
　　Grade 5：死亡

注　釈：前立腺の感染
◎**敗血症**；Sepsis
Grade 1：—
Grade 2：—
Grade 3：—
Grade 4：生命を脅かす；緊急処置を要する
Grade 5：死亡
注　釈：病原性微生物が血流内に存在し，ショックを引き起こし得る急速進行性の全身反応
◎**尿路感染**；Urinary tract infection
Grade 1：—
Grade 2：限局性；局所的処置を要する（例：外用の抗菌薬/抗真菌薬/抗ウイルス薬）
Grade 3：抗菌薬/抗真菌薬/抗ウイルス薬の静脈内投与による治療を要する；IVRによる処置または外科的処置を要する
Grade 4：生命を脅かす；緊急処置を要する
Grade 5：死亡
注　釈：尿路の感染で，多くは膀胱と尿道に生じる
◎**創傷感染**；Wound infection
Grade 1：—
Grade 2：限局性；局所的処置を要する（例：外用の抗菌薬/抗真菌薬/抗ウイルス薬）
Grade 3：抗菌薬/抗真菌薬/抗ウイルス薬の静脈内投与による治療を要する；IVRによる処置または外科的処置を要する
Grade 4：生命を脅かす；緊急処置を要する
Grade 5：死亡
注　釈：創傷の感染

資料

◆傷害，中毒および処置合併症；Injury, poisoning and procedural complications

◎放射線性皮膚炎；Dermatitis radiation
Grade 1：わずかな紅斑や乾性落屑
Grade 2：中等度から高度の紅斑；まだらな湿性落屑，ただしほとんどが皺や襞に限局している；中等度の浮腫
Grade 3：皺や襞以外の部位の湿性落屑；軽度の外傷や摩擦により出血する
Grade 4：生命を脅かす；皮膚全層の壊死や潰瘍；病変部より自然に出血する；皮膚移植を要する
Grade 5：死亡
注　釈：生物学的な効果を生じるレベルに達した電離放射線の暴露の結果生じる皮膚の炎症反応

◎膀胱吻合部漏出；Bladder anastomotic leak
Grade 1：症状がない；臨床所見または検査所見のみ；治療を要さない
Grade 2：症状がある；内科的治療を要する
Grade 3：高度の症状がある；IVR による処置/内視鏡的処置/待機的外科的処置を要する
Grade 4：生命を脅かす；緊急の外科的処置を要する
Grade 5：死亡
注　釈：膀胱吻合部（異なる 2 つの解剖学的構造の外科的接合）の縫合不全による尿の漏出

◎下大静脈損傷；Injury to inferior vena cava
Grade 1：―
Grade 2：―
Grade 3：―
Grade 4：生命を脅かす；緊急処置を要する
Grade 5：死亡
注　釈：下大静脈の損傷

資料

◎**術中動脈損傷**；Intraoperative arterial injury
Grade 1：損傷臓器/構造の修復を要するが切除を要さない
Grade 2：損傷臓器/構造の部分切除を要する
Grade 3：損傷臓器/構造の完全切除または再建術を要する；活動不能/動作不能
Grade 4：生命を脅かす；緊急処置を要する
Grade 5：死亡
注　釈：手術中の動脈損傷

◎**術中消化管損傷**；Intraoperative gastrointestinal injury
Grade 1：損傷臓器/構造の修復を要するが切除を要さない
Grade 2：損傷臓器/構造の部分切除を要する
Grade 3：損傷臓器/構造の完全切除または再建術を要する；活動不能/動作不能
Grade 4：生命を脅かす；緊急処置を要する
Grade 5：死亡
注　釈：手術中の消化管系の損傷

◎**術中出血**；Intraoperative hemorrhage
Grade 1：―
Grade 2：―
Grade 3：術後のIVRによる処置/内視鏡的処置/外科的処置を要する
Grade 4：生命を脅かす；緊急処置を要する
Grade 5：死亡
注　釈：手術中のコントロールできない出血

◎**術中神経系損傷**；Intraoperative neurological injury
Grade 1：損傷臓器/構造の修復を要するが切除を要さない
Grade 2：損傷臓器/構造の部分切除を要する
Grade 3：損傷臓器/構造の完全切除または再建術を要す

る；活動不能/動作不能
　Grade 4：生命を脅かす；緊急処置を要する
　Grade 5：死亡
　注　　釈：手術中の神経系の損傷
◎**術中生殖器系損傷**；Intraoperative reproductive tract injury
　Grade 1：損傷臓器/構造の修復を要するが切除を要さない
　Grade 2：損傷臓器/構造の部分切除を要する
　Grade 3：損傷臓器/構造の完全切除または再建術を要する；活動不能/動作不能
　Grade 4：生命を脅かす；緊急処置を要する
　Grade 5：死亡
　注　　釈：手術中の生殖器系の損傷
◎**術中尿路損傷**；Intraoperative urinary injury
　Grade 1：損傷臓器/構造の修復を要するが切除を要さない
　Grade 2：損傷臓器/構造の部分切除を要する
　Grade 3：損傷臓器/構造の完全切除または再建術を要する；活動不能/動作不能
　Grade 4：生命を脅かす；緊急処置を要する
　Grade 5：死亡
　注　　釈：手術中の尿路系の損傷
◎**術中静脈損傷**；Intraoperative venous injury
　Grade 1：損傷臓器/構造の修復を要するが切除を要さない
　Grade 2：損傷臓器/構造の部分切除を要する
　Grade 3：損傷臓器/構造の完全切除または再建術を要する；活動不能/動作不能
　Grade 4：生命を脅かす；緊急処置を要する
　Grade 5：死亡

資料

注　釈：手術中の静脈の損傷

◎術後出血；Postoperative hemorrhage

Grade 1：臨床所見で見られる軽微な出血；治療を要さない

Grade 2：中等度の出血；IVRによる処置/内視鏡的処置/外科的処置を要する

Grade 3：プロトコールに記載された予期されるレベルを超えた≧2単位（小児では10 cc/kg）のpRBC輸血を要する；緊急のIVRによる処置/内視鏡的処置/外科的処置を要する

Grade 4：生命を脅かす；緊急処置を要する

Grade 5：死亡

注　釈：手術後に生じる出血

◎尿道吻合部漏出；Urethral anastomotic leak

Grade 1：無症状；検査所見のみ；治療を要さない

Grade 2：症状がある；内科的治療を要する

Grade 3：高度の症状がある；IVRによる処置/内視鏡的処置/待機的外科的処置を要する

Grade 4：生命を脅かす；緊急の外科的処置を要する

Grade 5：死亡

注　釈：尿道吻合部（異なる2つの解剖学的構造の外科的接合）の縫合不全による漏出

◎ウロストミー部脱出；Prolapse of urostomy

Grade 1：症状がない；臨床所見または検査所見のみ；治療を要さない

Grade 2：局所ケアまたは管理；小規模な再建を要する

Grade 3：ストーマの機能不全；待機的外科的処置またはストーマの大がかりな（major）再建を要する

Grade 4：生命を脅かす；緊急処置を要する

Grade 5：死亡

注　釈：ウロストミーの変位

資料

◎**ウロストミー部出血**；Urostomy site bleeding
 Grade 1：臨床所見でみられる軽微な出血；治療を要さない
 Grade 2：中等度の出血；内科的治療を要する
 Grade 3：高度の出血；輸血を要する；IVRによる処置/内視鏡的処置を要する
 Grade 4：生命を脅かす；緊急処置を要する
 Grade 5：死亡
 注　釈：ウロストミーからの出血

◎**ウロストミー部狭窄**；Urostomy stenosis
 Grade 1：—
 Grade 2：症状はあるが水腎症，敗血症，腎機能低下を伴わない；拡張術/内視鏡的修復/ステント留置を要する
 Grade 3：症状がある（例：敗血症，水腎症，腎機能低下）；待機的外科的処置を要する
 Grade 4：生命を脅かす；緊急の外科的処置を要する
 Grade 5：死亡
 注　釈：ウロストミーの狭窄

◎**小腸吻合部漏出**；Small intestinal anastomotic leak
 Grade 1：症状がない検査所見のみ；治療を要さない
 Grade 2：症状がある；内科的治療を要する
 Grade 3：高度の症状がある；IVRによる処置/内視鏡的処置/待機的外科的処置を要する
 Grade 4：生命を脅かす；緊急の外科的処置を要する
 Grade 5：死亡
 注　釈：小腸吻合部（異なる2つの解剖学的構造の外科的接合）の縫合不全による漏出

◎**創合併症**；Wound complication
 Grade 1：浅層筋膜を超えない深さの，創長の≦25％の表層性創離開
 Grade 2：創長の＞25％の創離開；局所的処置を要する

Grade 3：絞扼の所見のない，症状を伴うヘルニア；筋膜離開/裂開；外科的な創の縫合閉鎖や修復を要する

Grade 4：絞扼の所見があり，症状を伴うヘルニア；内臓露出を伴う筋膜離開；皮弁による大規模な再建，移植，切除，切断術を要する

Grade 5：死亡

注　釈：既存の創傷に新たに生じた合併症

◎創し開；Wound dehiscence

Grade 1：浅層筋膜を超えない深さの，創長の≦25％の表層性創離開

Grade 2：創長の＞25％の創離開；局所的処置を要する；絞扼の所見のないヘルニアで症状の有無は問わない

Grade 3：内臓露出を伴わない筋膜離開/裂開；外科的な創の縫合閉鎖や修復を要する

Grade 4：生命を脅かす；絞扼の所見があり，症状を伴うヘルニア；内臓露出を伴う筋膜離開；皮弁による大規模な再建，移植，切除，切断術を要する

Grade 5：死亡

注　釈：外科縫合創の離開

◆臨床検査；Investigations

◎アラニン・アミノトランスフェラーゼ増加；Alanine aminotransferase increased

Grade 1：＞ULN-3.0×ULN

Grade 2：＞3.0-5.0×ULN

Grade 3：＞5.0-20.0×ULN

Grade 4：＞20.0×ULN

Grade 5：—

注　釈：臨床検査にて血中アラニン・アミノトランスフェラーゼ（ALT または sGPT）レベルが上昇

資料

◎アスパラギン酸アミノトランスフェラーゼ増加：Aspartate aminotransferase increased
Grade 1：＞ULN-3.0×ULN
Grade 2：＞3.0-5.0×ULN
Grade 3：＞5.0-20.0×ULN
Grade 4：＞20.0×ULN
Grade 5：―
注　釈：臨床検査にて血中アスパラギン酸アミノトランスフェラーゼ（ASTまたはsGOT）レベルが上昇

◎血中ビリルビン増加；Blood bilirubin increased
Grade 1：＞ULN-1.5×ULN
Grade 2：＞1.5-3.0×ULN
Grade 3：＞3.0-10.0×ULN
Grade 4：＞10.0×ULN
Grade 5：―
注　釈：臨床検査にて血中ビリルビンレベルが上昇。ビリルビン過剰は黄疸と関連

◎CPK増加：CPK increased
Grade 1：＞ULN-2.5×ULN
Grade 2：＞2.5×ULN-5×ULN
Grade 3：＞5×ULN-10×ULN
Grade 4：＞10×ULN
Grade 5：―
注　釈：臨床検査にて血中クレアチニンホスホキナーゼ（CPK）レベルが上昇

◎クレアチニン増加；Creatinine increased
Grade 1：＞1-1.5×baseline；＞ULN-1.5×ULN
Grade 2：＞1.5-3.0×baseline；＞1.5-3.0×ULN
Grade 3：＞3.0×baseline；＞3.0-6.0×ULN
Grade 4：＞6.0×ULN
Grade 5：―

資料

　注　釈：臨床検査にて生体試料のクレアチニンレベルが上昇

◎リンパ球数減少；Lymphocyte count decreased
Grade 1：＜LLN-800/mm3；＜LLN-0.8×10e9/L
Grade 2：＜800-500/mm3；＜0.8-0.5×10e9/L
Grade 3：＜500-200/mm3；＜0.5-0.2×10e9/L
Grade 4：＜200/mm3；＜0.2×10e9/L
Grade 5：―
　注　釈：臨床検査にて血中リンパ球数が減少

◎好中球数減少；Neutrophil count decreased
Grade 1：＜LLN-1,500/mm3；＜LLN-1.5×10e9/L
Grade 2：＜1,500-1,000/mm3；＜1.5-1.0×10e9/L
Grade 3：＜1,000-500/mm3；＜1.0-0.5×10e9/L
Grade 4：＜500/mm3；＜0.5×10e9/L
Grade 5：―
　注　釈：臨床検査にて血中好中球数が減少

◎血小板数減少；Platelet count decreased
Grade 1：＜LLN-75,000/mm3；＜LLN-75.0×10e9/L
Grade 2：＜75,000-50,000/mm3；＜75.0-50.0×10e9/L
Grade 3：＜50,000-25,000/mm3；＜50.0-25.0×10e9/L
Grade 4：＜25,000/mm3；＜25.0×10e9/L
Grade 5：
　注　釈：臨床検査にて血中血小板数が減少

◎尿量減少；Urine output decreased
Grade 1：―
Grade 2：―
Grade 3：乏尿（8時間で＜80 mL）
Grade 4：無尿（24時間で＜240 mL）
Grade 5：―
　注　釈：尿量が以前に比べ減少

213

資料

◎**体重増加**；Weight gain
  Grade 1：ベースラインより 5-＜10％増加
  Grade 2：ベースラインより 10-＜20％増加
  Grade 3：ベースラインより≧20％増加
  Grade 4：—
  Grade 5：—
  注　釈：体重の増加。小児ではベースライン成長曲線より大きい

◎**白血球減少**；White blood cell decreased
  Grade 1：＜LLN-3,000/mm3；＜LLN-3.0×10e9/L
  Grade 2：＜3,000-2,000/mm3；＜3.0-2.0×10e9/L
  Grade 3：＜2,000-1,000/mm3；＜2.0-1.0×10e9/L
  Grade 4：＜1,000/mm3；＜1.0×10e9/L
  Grade 5：—
  注　釈：臨床検査で血中白血球が減少

◆**代謝および栄養障害**；Metabolism and nutrition disorders

◎**高カルシウム血症**；Hypercalcemia
  Grade 1：補正血清カルシウム＞ULN-11.5 mg/dL；＞ULN-2.9 mmol/L；イオン化カルシウム＞ULN-1.5 mmol/L
  Grade 2：補正血清カルシウム＞11.5-12.5 mg/dL；＞2.9-3.1 mmol/L；イオン化カルシウム＞1.5-1.6 mmol/L；症状がある
  Grade 3：補正血清カルシウム＞12.5-13.5 mg/dL；＞3.1-3.4 mmol/L；イオン化カルシウム＞1.6-1.8 mmol/L；入院を要する
  Grade 4：補正血清カルシウム＞13.5 mg/dL；＞3.4 mmol/L；イオン化カルシウム＞1.8 mmol/L；生命を脅かす

Grade 5：死亡
注　釈：臨床検査にて，血中カルシウム濃度（アルブミン補正）が増加
【JCOGにおける運用】「日本語訳に関する注」参照

◎**高血糖**；Hyperglycemia
Grade 1：空腹時血糖値＞ULN-160 mg/dL または＞ULN-8.9 mmol/L
Grade 2：空腹時血糖値＞160-250 mg/dL または＞8.9-13.9 mmol/L
Grade 3：＞250-500 mg/dL；13.9-27.8 mmol/L；入院を要する
Grade 4：＞500 mg/dL；＞27.8 mmol/L；生命を脅かす
Grade 5：死亡
注　釈：臨床検査にて血糖値が上昇。通常，糖尿病やブドウ糖不耐性による
【JCOGにおける運用】「日本語訳に関する注」参照

◎**高カリウム血症**；Hyperkalemia
Grade 1：＞ULN-5.5 mmol/L
Grade 2：＞5.5-6.0 mmol/L
Grade 3：＞6.0-7.0 mmol/L；入院を要する
Grade 4：＞7.0 mmol/L；生命を脅かす
Grade 5：死亡
注　釈：臨床検査にて血中カリウム濃度が上昇。腎障害や，時に利尿薬の使用に関連する
【JCOGにおける運用】「日本語訳に関する注」参照

◎**低アルブミン血症**；Hypoalbuminemia
Grade 1：＜LLN-3 g/dL；＜LLN-30 g/L
Grade 2：＜3-2 g/dL；＜30-20 g/L
Grade 3：＜2 g/dL；＜20 g/L
Grade 4：生命を脅かす；緊急処置を要する
Grade 5：死亡

資料

  注　釈：臨床検査にて血中アルブミン濃度が低下
  【JCOGにおける運用】「日本語訳に関する注」参照

◎**低カルシウム血症**；Hypocalcemia
  Grade 1：補正血清カルシウム＜LLN-8.0 mg/dL；＜LLN-2.0 mmol/L；イオン化カルシウム＜LLN-1.0 mmol/L
  Grade 2：補正血清カルシウム＜8.0-7.0 mg/dL；＜2.0-1.75 mmol/L；イオン化カルシウム＜1.0-0.9 mmol/L；症状がある
  Grade 3：補正血清カルシウム＜7.0-6.0 mg/dL；＜1.75-1.5 mmol/L；イオン化カルシウム＜0.9-0.8 mmol/L；入院を要する
  Grade 4：補正血清カルシウム＜6.0 mg/dL；＜1.5 mmol/L；イオン化カルシウム＜0.8 mmol/L；生命を脅かす
  Grade 5：死亡
  注　釈：臨床検査にて血中カルシウム濃度（アルブミン補正）のが低下
  【JCOGにおける運用】「日本語訳に関する注」参照

◎**低血糖症**；Hypoglycemia
  Grade 1：＜LLN-55 mg/dL；＜LLN-3.0 mmol/L
  Grade 2：＜55-40 mg/dL；＜3.0-2.2 mmol/L
  Grade 3：＜40-30 mg/dL；＜2.2-1.7 mmol/L
  Grade 4：＜30 mg/dL；＜1.7 mmol/L；生命を脅かす；発作
  Grade 5：死亡
  注　釈：臨床検査にて血中ブドウ糖濃度が低下
  【JCOGにおける運用】「日本語訳に関する注」参照

◎**腫瘍崩壊症候群**；Tumor lysis syndrome
  Grade 1：—
  Grade 2：—
  Grade 3：あり

Grade 4：生命を脅かす；緊急処置を要する
Grade 5：死亡
注　　釈：特発性または治療による腫瘍細胞の崩壊が原因で生じる代謝異常

◆腎および尿路障害；Renal and urinary disorders

◎急性腎不全；Acute kidney injury
Grade 1：クレアチニンが＞0.3 mg/dL 増加；ベースラインの 1.5-2 倍に増加
Grade 2：クレアチニンがベースラインの＞2-3 倍に増加
Grade 3：クレアチニンがベースラインよりも＞3 倍または＞4.0 mg/dL 増加；入院を要する
Grade 4：生命を脅かす；人工透析を要する
Grade 5：死亡
注　　釈：急性の腎機能低下であり，伝統的に，腎前性（腎臓への血流減少），腎性（腎障害），腎後性（尿管/膀胱流出路の閉塞）に分類される

◎膀胱穿孔；Bladder perforation
Grade 1：－
Grade 2：カテーテル留置を要する腹腔外での穿孔
Grade 3：腹腔内への穿孔；待機的な IVR による処置/内視鏡的処置/外科的処置を要する
Grade 4：生命を脅かす；臓器不全；緊急の外科的処置を要する
Grade 5：死亡
注　　釈：膀胱壁の破裂

◎膀胱痙縮；Bladder spasm
Grade 1：治療を要さない
Grade 2：鎮痙薬を要する
Grade 3：入院を要する

Grade 4：—
Grade 5：—
注　釈：突然かつ不随意の膀胱壁の収縮

◎**非感染性膀胱炎**；Cystitis noninfective
Grade 1：顕微鏡的な血尿；排尿回数/尿意切迫/排尿困難/夜間排尿の回数の軽微な増加；失禁の発症
Grade 2：中等度の血尿；排尿回数/尿意切迫/排尿困難/夜間排尿または失禁の回数の中等度の増加；尿路カテーテル留置/膀胱洗浄を要する；身の回り以外の日常生活動作の制限
Grade 3：肉眼的血尿；輸血/薬剤の静脈内投与/入院を要する；待機的な内視鏡的処置/IVRによる処置/外科的処置を要する
Grade 4：生命を脅かす；緊急のIVRによる処置または外科的処置を要する
Grade 5：死亡
注　釈：尿路感染症によるものを除く膀胱の炎症

◎**血尿**；Hematuria
Grade 1：症状がない；臨床所見または検査所見のみ；治療を要さない
Grade 2：症状がある；尿路カテーテル留置/膀胱洗浄を要する；身の回り以外の日常生活動作の制限
Grade 3：肉眼的血尿；輸血/薬剤の静脈内投与/入院を要する；待機的な内視鏡的処置/IVRによる処置/外科的処置を要する；身の回りの日常生活動作の制限
Grade 4：生命を脅かす；緊急のIVRによる処置または外科的処置を要する
Grade 5：死亡
注　釈：臨床検査で尿中に血液が認められる状態

◎**尿瘻**；Urinary fistula
Grade 1：—

Grade 2：非侵襲的治療を要する；尿路カテーテル/恥骨上カテーテルの留置を要する

Grade 3：身の回りの日常生活動作の制限；待機的な VR による処置/内視鏡的処置/外科的処置を要する；永久的尿路変更を要する

Grade 4：生命を脅かす；緊急の IVR による処置または外科的処置を要する

Grade 5：死亡

注　釈：泌尿器系のいずれかの部位とほかの器官/解剖学的部位との病的な交通

◎**頻尿**：Urinary frequency

Grade 1：あり

Grade 2：身の回り以外の日常生活動作の制限；内科的管理を要する

Grade 3：—

Grade 4：—

Grade 5：—

注　釈：排尿間隔が短い

◎**尿失禁**：Urinary incontinence

Grade 1：偶発的（例：咳，くしゃみなどに伴う），パッドを要さない

Grade 2：自然尿失禁；パッドを要する；身の回り以外の日常生活動作の制限

Grade 3：治療を要する（例：クランプ，コラーゲン注入）；外科的処置を要する；身の回りの日常生活動作の制限

Grade 4：—

Grade 5：—

注　釈：膀胱からの尿の流れがコントロールできない状態

資料

◎**尿閉**：Urinary retention
Grade 1：尿路カテーテル/恥骨上カテーテル/間欠的カテーテルの留置を要しない；多少の残尿があるが排尿できる
Grade 2：尿路カテーテル/恥骨上カテーテル/間欠的カテーテルの留置を要する；薬物治療を要する
Grade 3：待機的な外科的処置/IVR による処置を要する；罹患腎の腎機能または腎体積の大幅な低下
Grade 4：生命を脅かす；臓器不全；緊急の外科的処置を要する
Grade 5：死亡
注　釈：排尿不能に伴う膀胱への尿の貯留

◎**尿路閉塞**：Urinary tract obstruction
Grade 1：症状がない；臨床所見/診断所見のみ
Grade 2：症状があるが，水腎症，敗血症，腎機能障害を伴わない；尿道拡張術/尿路カテーテル/恥骨上カテーテルを要する
Grade 3：症状があり，臓器機能に影響を及ぼす（例：水腎症，腎機能障害）；待機的な IVR による処置/内視鏡的処置/外科的処置を要する
Grade 4：生命を脅かす；緊急処置を要する
Grade 5：死亡
注　釈：尿路内の正常な流れの途絶

◎**尿路痛**：Urinary tract pain
Grade 1：軽度の疼痛
Grade 2：中等度の疼痛；身の回り以外の日常生活動作の制限
Grade 3：高度の疼痛；身の回りの日常生活動作の制限
Grade 4：—
Grade 5：—
注　釈：尿路の著しく不快な感覚

資料

◎尿意切迫；Urinary urgency
Grade 1：あり
Grade 2：身の回り以外の日常生活動作の制限；内科的管理を要する
Grade 3：—
Grade 4：—
Grade 5：—
注　釈：突然の切迫した尿意

◆ **生殖系および乳房障害；Reproductive system and breast disorders**

◎射精障害；Ejaculation disorder
Grade 1：射精機能の減弱
Grade 2：無射精または逆行性射精
Grade 3：—
Grade 4：—
Grade 5：—
注　釈：射精に関係する問題。早漏，遅漏，逆向性射精，射精時疼痛が含まれる

◎勃起不全；Erectile dysfunction
Grade 1：勃起機能の低下（頻度/硬度）。ただし治療を要さない（例：薬物治療/機器，陰茎ポンプの使用）
Grade 2：勃起機能の低下（頻度/硬度）。勃起補助治療を要する（例：薬物治療/陰茎ポンプなどの機器）
Grade 3：勃起機能の低下（頻度/硬度）。ただし勃起補助治療が有効でない（例：薬物治療/陰茎ポンプなどの機器）；陰茎プロステーシスの永久留置を要する（以前は不要）
Grade 4：—
Grade 5：—
注　釈：性行為の際の持続的または反復性の勃起不能/

221

勃起維持不能状態
◎前立腺閉塞；Prostatic obstruction
　Grade 1：検査所見のみ；治療を要さない
　Grade 2：軽度の症状がある；待機的処置を要する
　Grade 3：高度の症状がある；待機的外科的処置を要する
　Grade 4：―
　Grade 5：―
　注　　釈：前立腺肥大に続発する尿道の圧迫。排尿困難をもたらす（排尿時の緊張，尿の流れが遅い，残尿）

資料

【文献】

1) JCOG 臨床安全性情報取扱いガイドライン．Ver.2.0 改訂日：2009/11/10．http://www.jcog.jp/basic/policy/A_020_0010_16.pdf
2) 有害事象共通用語規準 v4.0 日本語訳 JCOG 版（略称：CTCAE v4.0-JCOG）[CTCAE v4.02/MedDRA v12.0/MedDRA/J v12.1 対応-2010 年 2 月 1 日]．http://www.jcog.jp/doctor/tool/ctcaev4.html
3) Clavien PA, et al：Proposed classification of complications of surgery with examples of utility in cholecystectomy. Surgery 111：518-526, 1992.
4) Dindo D, et al：Classification of surgical complications：a new proposal with evaluation in a cohort of 6336 patients and results of a survey. Ann Surg 240：205-213, 2004.

あとがき

　本書は日本泌尿器科学会が，日本病理学会，日本医学放射線学会のご協力を得て，専門医をめざす新研修医への教育を目的として，取扱い規約最新版より日常診療に即役立つ内容を抜粋したものです．泌尿器科医が最低限必要とする泌尿器科癌の病期分類，診断・治療法，病理診断，治療効果判定，有害事象評価等を中心に抽出し，ベッドサイドで簡便に使用でき持ち運びにも便利なポケットサイズに再編集してあります．

　ただし，本書はあくまでも抜粋であるため，詳細な規約内容，その説明，注釈などについては各々の取扱い規約原著の熟読をおすすめ致します．

　専門医資格取得研修に，また日常診療に本書をご利用いただければ幸いです．

2013年4月
泌尿器科癌取扱い規約抜粋作成委員会
　一般社団法人日本泌尿器科学会　学術委員長　　　　窪田吉信
　一般社団法人日本泌尿器科学会　学術委員長（前）　荒井陽一
　一般社団法人日本泌尿器科学会　教育委員長　　　　大家基嗣
　一般社団法人日本泌尿器科学会　教育委員長（前）　中川昌之

泌尿器科癌取扱い規約
抜粋　　　　　　　　　　定価（本体 2,800 円＋税）

2013 年 4 月 25 日	第 1 版第 1 刷発行
2015 年 5 月 15 日	第 2 刷発行
2020 年 4 月 20 日	第 3 刷発行

編　集　日本泌尿器科学会

発行者　福村　直樹

発行所　金原出版株式会社

〒 113-0034　東京都文京区湯島 2-31-14
電話　編集　　（03）3811-7162
　　　営業　　（03）3811-7184
FAX　　　　　（03）3813-0288
振替口座　　00120-4-151494
http://www.kanehara-shuppan.co.jp

©日本泌尿器科学会
2013
検印省略
Printed in Japan

ISBN 978-4-307-43052-4　　　　　　　　　　　　　　横山印刷

JCOPY ＜出版者著作権管理機構　委託出版物＞

本書の無断複製は著作権法上での例外を除き禁じられています．複製される場合は，そのつど事前に㈳出版者著作権管理機構（電話 03-5244-5088,FAX 03-5244-5089, e-mail：info@jcopy.or.jp）の承諾を得てください．

小社は捺印または添付紙をもって定価を変更致しません．
乱丁・落丁のものは小社またはお買い上げ書店にてお取り替え致します．